W0362367

1. Auflage

Über die Autorin

Meine Liebe zu den Themen Fitness, Gesundheit und Gewichtsreduktion kommt nicht von ungefähr. Ich bin Jahrgang 1974, als Kind war ich bereits übergewichtig. Mit 16 fand ich, dass es an der Zeit war, mich nicht nur von der Kindheit, sondern auch von meinen überflüssigen Pfunden zu verabschieden. Seither ist Fitness meine Begleiterin, Sport ein wichtiger Kamerad in allen Lebenssituationen. Beides sorgte für einen wohltuenden Ausgleich während meines Studiums. Wer Fitness und Sport liebt, landet zudem früher oder später auch beim Thema "Gesunde Ernährung". Sie gehört für mich zum Wohlfühlen unbedingt dazu, ein weiterer, wesentlicher Faktor für erfolgreiches Abnehmen.

Damit gelang es mir und so können auch Sie es schaffen. Glauben Sie an sich selbst! Meine eigenen, langjährigen Erfahrungen und mein Wissen sollen nun auch anderen dienen. Das ist mein Ziel als Autorin. Mit meinen Ratgebern zu Gesundheitsthemen möchte ich Ihnen helfen, Ihren Zielen einen großen Schritt näher zu kommen, ja mehr noch, sie zu erreichen und dauerhaft zu verwirklichen. Gerade in der Lebensmitte loten wir uns neu aus. Hohe Anforderungen von außen - aber auch von uns an uns selbst - wollen gemeistert werden.

Im Ratgeber "Abnehmen in den Wechseljahren" halte ich für Sie eine Vielzahl von Wissenswertem und hilfreichen Tipps bereit.

Meine Devise lautet, dass nicht jede Erfahrung selbst

gemacht werden muss, auch die anderer bringen uns weiter.

Ich wünsche Ihnen viel Spaß beim Lesen und hoffe, dass ich Ihnen mit diesem Buch helfen kann.

Eva Krupp

-Inhaltsverzeichnis-

Einleitung

Abnehmen in den Wechseljahren. Ratschläge, Informationen und Werbung gibt es reichlich zu diesem Thema. Ernährung und Bewegung sind zu Recht die herausragenden Themen, wenn es ums Abnehmen geht. In den Wechseljahren spielen die Hormone verrückt, sind sie vielleicht die Schuldigen für den Anstieg auf der Waage? Leider (oder zum Glück?) sind es viele Faktoren, die auf das Körpergewicht einwirken.

Hier lesen Sie leicht verständlich und nachvollziehbar von allen Lebensbereichen, die Ihr Gewicht beeinflussen können. Essen, bewegen, schlafen, atmen, hinterfragen und wissen: Erfahren Sie mit jedem Kapitel ein wenig mehr über sich selbst. Sie erhalten ein ganzheitliches Verständnis dafür, was in und mit Ihrem wundervollen Körper passiert. Lassen Sie sich inspirieren, um gutgelaunt und vor allem mit einem gesunden Wohlfühlgewicht durch die Wechseljahre zu kommen.

Kapitel 1: Bewegte Zeiten! Was verändert sich in den Wechseljahren?

Im Klimakterium kommt es zu einer hormonellen Veränderung und damit zum Ende der fruchtbaren Lebensphase bei Frauen. So lautet die nüchterne medizinische Definition für die Wechseljahre. Jede Frau weiß, da muss sie durch. Die einen früher, die anderen später. Einige freuen sich darüber, dass ihre Periode endlich aufhört, andere fürchten um ihre Figur und ihre Gesundheit. Manche Frauen spüren außer dem Ausbleiben der Menstruation gar nichts, für andere beginnt damit ein regelrechter Leidensprozess Auch Frauen, die eine totale Hysterektomie durchgemacht haben, erleben diesen Übergang.

Man spricht von einer chirurgischen Menopause. Sie setzt sofort nach der Entfernung der Eierstöcke ein. Allerdings wird dieser krasse Umschwung in der Regel durch Hormongaben aufgefangen. Frauen, die eine Teilhysterektomie hinter sich haben, bekommen zwar keine Menstruation mehr, aber die Hormone reagieren weiterhin, wie von der Natur vorgesehen. Kurz: Ohne pharmazeutische Eingriffe führen die hormonellen Veränderungen, besonders in der Umstellungsphase, zu Veränderungen im weiblichen Körper. Die Auswirkungen, die Empfindungen und der Umgang damit werden individuell sehr unterschiedlich erlebt.

Definition: Wechseljahre

Etwas Statistik und ein paar Definitionen vorab. Grundlagenwissen und eine gesellschaftliche Einordnung helfen, die natürlichen Prozesse und möglichen Folgen besser zu verstehen. Dementsprechend fällt es leichter, die geeigneten Maßnahmen für sich zu finden.

Die Wechseljahre werden in drei Zeitabschnitte eingeteilt:

In der Prämenopause ist der Zyklus unregelmäßig oder bleibt über einen längeren Zeitraum ganz aus. Die Menopause ist strenggenommen lediglich der Zeitpunkt des Aufhörens der Menstruation bezeichnet. Das wiederum lässt sich nur im Nachhinein feststellen, wenn 12 Monate danach keine weitere Blutung mehr folgte. Die Menopause ist in der Regel nur rückwirkend so zu benennen.

Die 12 Monate nach der Menopause werden Postmenopause genannt. Der gesamte Zeitraum von der Prämenopause bis zur Postmenopause wird Klimakterium genannt. Umgangssprachlich ist von den Wechseljahren die Rede, früher waren es die Stufenjahre. Die hormonelle Umstellung benötigt mehrere Jahre. Im Durchschnitt beginnen die Wechseljahre mit Mitte Vierzig. Die letzte Menstruation findet irgendwann Anfang der Fünfziger statt.

Der Rahmen liegt irgendwo zwischen dem 40. und 60. Lebensjahr.
Abgelöst werden die Wechseljahre zwischen dem 60. und 65. Lebensjahr, vom "Senium", das höhere Alter. Warum ist das so? In der Natur folgt alles der Logik des Überlebens einer Spezies. Es geht in erster Linie um Fortpflanzung. Frauen starten mit knapp einer halbe Millionen Eizellen ins Leben. Das reicht im Schnitt für 35 fruchtbare Lebensjahre. In dieser Zeitspanne verfügt der weibliche Körper über genügend Ressourcen und Energie, um in der Gebärmutter neun Monate lang neues Leben entstehen zu lassen.

Bereits ab Dreißig nimmt die Fruchtbarkeit spürbar und stetig ab. Gleichzeitig lässt die Qualität der einzelnen Eizellen nach. Sind keine Eizellen mehr in den Eierstöcken vorhanden, wird kein Östrogen und Progesteron mehr produziert. Die letzte, die unfruchtbare Lebensphase beginnt. Durch die steigende Lebenserwartung verfügen Frauen ab dem Zeitpunkt ihrer Menopause noch über ein Drittel ihrer Lebenszeit. Das war nicht immer so. Es beginnt praktisch eine völlig neue Lebensphase, die Frauen heutzutage zur freien Gestaltung vor sich haben.

Die Aufgaben der Hormone

Welche Hormonproduktion verändert sich in den Wechseljahren und was für Aufgaben haben sie im weiblichen Körper? Im Vordergrund stehen Östrogen, Gestagen, Progesteron, FSH (Follikel stimulierendes Hormon) und auch das Testosteron ist involviert.

Östrogene

Wenn wir so salopp von Östrogen reden, unterscheidet die Medizin noch einmal über 30 unterschiedlich aufgebaute Östrogene namentlich. Und das erhebt noch keinen Anspruch auf Vollständigkeit. Daran kann man sehen, es ist komplex und noch längst nicht bis ins Detail verstanden und erforscht. Produziert werden die Östrogene in den Eibläschen (den Follikeln) und von der Plazenta. Es ist das Hormon, welches für die Weiblichkeit steht. Das Östrogen startet mit seiner Arbeit in der Pubertät und nimmt Einfluss auf den Zyklus, die Gebärmutterschleimhaut und auf die Ausbildung der sekundären Geschlechtsmerkmale: Brust, Brustwarzen, Achsel- und Schambehaarung, auf das Unterhautfettgewebe, die Kollagenbildung und die Libido.

Progesteron

Progesteron, das Gelbkörperhormon, entsteht im Gelbkörper nach dem Eisprung.
Gelbkörper entstehen aus den Bläschen des Eis nach dem Eisprung. Das austretende Progesteron bereitet die Gebärmutterschleimhaut auf die Einnistung der Eizelle vor. Findet keine Befruchtung statt, keine Einnistung, bildet sich der Gelbkörper zurück, der Progesteronspiegel sinkt und die Gebärmutterschleimhaut wird abgebaut. Es kommt zur monatlichen Blutung. Bei einer Einnistung, also einer Schwangerschaft, sorgt das Progesteron für eine bleibende erhöhte Basaltemperatur und bereitet die Brustdrüsen auf die Milchproduktion vor. Progesteron entsteht jetzt hauptsächlich in der Plazenta.

FSH

FSH steht für Follikel stimulierendes Hormon. Es wird im Gehirn, genauer im Hypophysenvorderlappen, produziert und wirkt auf die Eierstöcke. Dort regt es die Östrogenausschüttung an und sorgt für die Reifung der Follikel (Eibläschen). Der zwischenzeitlich wieder angestiegene Progesteron-Spiegel hemmt über ein sogenanntes Releasing Hormon (GnRH Gonadotropin-Releasing-Hormon) die Ausschüttung des FSH. Jetzt reift in diesem Zyklus kein weiterer Follikel mehr heran.

Testosteron

Das als Männerhormon bekannte Testosteron kommt bei der Frau aus der Nebennierenrinde und den Eierstöcken.

Es spielt eine Rolle beim Muskelaufbau, Knochenaufbau und bei der Entstehung der roten Blutkörperchen im Zusammenhang mit der Eisenaufnahme. In den Wechseljahren sinkt der Östrogenspiegel stärker als der Testosteronspiegel. Daher kann es zu einem relativen Testosteronüberschuss kommen.

Was passiert mit diesen Hormonen in den Wechseljahren?

In der Prämenopause schwankt der Östrogenspiegel zunächst stark, mit großen Ausschlägen nach oben. Nach der letzten Regelblutung sinkt er jedoch immer weiter ab. Ebenso der Progesteronspiegel. Auch die Testosteronproduktion lässt etwas nach. Das FSH steigt an, weil es versucht, die Reifung der Eibläschen zu stimulieren, was ja nun nicht mehr möglich ist. Während der Wechseljahre liegt der FSH-Spiegel daher recht hoch.

Erst nach einigen Jahren akzeptiert das FSH, dass es wohl nicht mehr zu einer entsprechenden Antwort kommen wird. Der FSH-Wert sinkt wieder etwas, bleibt aber leicht oberhalb der normalen Werte vor den Wechseljahren. Das ist ein Grund, warum der FSH-Spiegel als Marker für den Verlauf der Wechseljahre gilt. Mit diesen Werten lässt sich die letzte Regelblutung, also die Menopause, recht zuverlässig bestimmen.

Hormone, Hunger und Sättigungsgefühl

Es sind aber nicht nur die Sexualhormone allein, die in und nach den Wechseljahren zur Gewichtszunahme führen können. Zu den Gegenspielern der schlanken Linie, die Frauen in der Lebensmitte das ein oder andere Pfund zu viel bescheren, gehören unter anderem noch die Hormone Cortisol, Insulin, Ghrelin und Leptin. Der Zusammenhang mit dem Klimakterium besteht hier nur indirekt: Da sich der Stoffwechsel jedoch allgemein verlangsamt, kann es durch nachlassende oder aus dem Gleichgewicht geratene Hormonproduktion zur Gewichtszunahme kommen.

Das Stresshormon Cortisol

Gerade in der Lebensmitte wird Frauen mitunter viel abverlangt. Mitten im Job, eingebunden in Freizeitaktivitäten, gefordert als Großmutter oder als Unterstützung für die ältere Generation sollen sie spielend Mehrfachbelastungen tragen. Die Sorge ums eigene Wohlergehen kommt vielfach zu kurz. Dabei ist es gerade in der Phase der hormonellen Umstellung wichtig, wirklich auf die eigenen Bedürfnisse zu achten und sie doch zumindest in großen Teilen durchzusetzen. Schließlich wird genau jetzt der Grundstein für die nächsten Jahrzehnte gelegt.

Deshalb wundert es sicher nicht, dass es in dieser

anspruchsvollen Zeit zu einer vermehrten Ausschüttung von Cortisol kommen kann.

Eine Folge davon ist, dass sich der Blutzuckerspiegel erhöht und Heißhungerattacken auftreten. Mitunter setzt nun ein unguter Kreislauf ein. Man isst, um gegen Heißhunger und zugleich gegen den Stress anzugehen. Als Nächstes tritt das schlechte Gewissen auf den Plan. Schließlich weiß jede Frau in der Lebensmitte, dass ungezügeltes Essen sich rasch in unerwünschten Pfunden niederschlägt. Diesen Kreislauf gilt es zu durchbrechen, aber dazu später mehr.

Heißhunger und Insulin

Stress und Heißhunger, Heißhunger und Insulin, und schon beginnt der nächste Kreislauf. Wer akut Stress empfindet, greift, vielleicht sogar aus echtem Zeitmangel, mitunter zu schnellen Sattmachern. Der süße Riegel oder sogar das Stück Obst bewirken jedoch vor allem eines: Der Insulinspiegel steigt nach dem Essen rasch an, um nur wenige Stunden später ebenso schnell wieder abzufallen. Um den dann auftretenden Unterzucker zu beheben, wird wieder zum einfachen Snack gegriffen und das Spiel beginnt von vorn.

Andauernder Stress kann sogar einen zweifachen, negativen Effekt auslösen. Der dadurch erhöhte

Cortisolspiegel hemmt nicht nur die Insulinwirkung, sondern regt auch die Glukoseproduktion im Körper an.

Der Blutzuckerspiegel steigt durch diese beiden Mechanismen, mit doppeltem Effekt auf das Hungergefühl. Nicht zuletzt kann sich durch einen dauerhaft erhöhten Insulinspiegel eine Insulinresistenz bilden.

Dann wird aus dem unerwünschten Gewichtsplus schnell ein echtes, gesundheitliches Problem.

Appetitmacher Ghrelin

Das Hungerhormon Ghrelin reguliert den Appetit und die Energiebilanz. Dabei bringt es eine mitunter für Gewichtsbewusste unangenehme Eigenschaft mit sich. Es sinkt und kann folglich seine Aufgabe nicht mehr erfüllen, wenn das Körpergewicht und die Fettmasse steigen.

Folglich können genau die Frauen, die an Übergewicht leiden, Essen kaum widerstehen. Auch hier schließt sich wieder ein Kreislauf, denn erst, wenn an Gewicht verloren wird, steigt der Ghrelinspiegel wieder an und sorgt für einen geregelten Appetit.

Hier auszubrechen ist nicht einfach, Sie werden aber erfahren, wie das gelingen kann. Es ist ein Weg der kleinen Schritte, Ausdauer und Disziplin erleichtern ihn. Auch das Visualisieren eines Zieles erweist sich als hilfreich, vorausgesetzt, es ist realistisch gesetzt und erreichbar.

Gegenspieler Leptin

Erst das Zusammenspiel der einzelnen Hormone macht das funktionierende System aus. So hat Ghrelin einen im Prinzip wirksamen Gegenspieler, das Hormon Leptin. Es greift regulierend auf das Hungergefühl ein und erweist sich im ausgeglichenen Hormonhaushalt als natürlicher Appetitzügler.

Leptin ist seinerseits wieder auf die Zusammenarbeit mit Noradrenalin und Serotonin angewiesen. Diese beiden wiederum reagieren auf Stress. Auch die in den Wechseljahren nicht unbekannte Depression verändert den Noradrenalin- und Serotoninspiegel. Im ungünstigen Fall entwickelt sich eine Leptinresistenz. Es tritt kein Sättigungsgefühl mehr ein, Übergewicht und Adipositas sind fast schon programmiert

Welche Auswirkungen haben die Wechseljahre auf die Gesundheit, auf das Gewicht?

Genau über diese Auswirkungen herrscht in der Medizin inzwischen Uneinigkeit. Frauen durchlaufen in ihrem Leben viele Hormonschwankungen (Pubertät, Menstruation, Schwangerschaft, Wechseljahre). Das scheint von der Natur für den Fortbestand der menschlichen Spezies optimal eingerichtet. Erst in den sechziger Jahren begann man von Seiten der Medizin die unterschiedlichen Beschwerden von Frauen zwischen 45 und 65 unter dem Begriff Wechseljahresbeschwerden zusammenzufassen.

Hitzewallungen, Depressionen, Gefahr von aHerz-Kreislaufbeschwerden und Osteoporose sowie und Gewichtszunahme, um nur einige Beschwerden zu nennen, wurden dem fehlenden Östrogen angelastet. Zufällig, genau in dieser Zeit, kam die Pharmaindustrie mit ihren Hormonersatzmedikamenten gegen Wechseljahresbeschwerden auf den Markt. Noch im Jahr 2000 hat nahezu jede zweite Frau synthetisch hergestellte Östrogene und Gestagene im Rahmen einer Hormonersatztherapie eingenommen.

Der Trend ist glücklicherweise rückläufig. Heute therapiert man allgemein nur noch ernsthafte, krankhafte Wechseljahresbeschwerden mit synthetischen Hormonen.

In der Medizin sind die biochemischen Prozesse, an denen Östrogene beteiligt sind, immer noch nicht hinreichend erforscht und eindeutig bewiesen. Ebenso wenig lassen sich demnach die einzelnen Beschwerden in den Wechseljahren zweifelsfrei dem schwankenden und später niedrigen Östrogenspiegel zuordnen.

Lediglich bei den Hitzewallungen geht man mit großer Sicherheit davon aus, dass sie mit dem Östrogenspiegel zusammenhängen. In der Übergangsphase, bis der Körper sich an einen niedrigen Östrogenspiegel gewöhnt hat, kommt es zu unregelmäßigen Signalen an den Rezeptoren des Hypothalamus. Dadurch wird das vegetative Nervenzentrum beeinflusst und es kommt zu den typischen Schweißausbrüchen und Hitzewallungen. Ungefähr 80 Prozent der Frauen in den Wechseljahren geben an, darunter schwach bis sehr stark zu leiden.

Aktuell laufen Untersuchungen, inwiefern weitere Regionen (mit Rezeptoren für Geschlechtshormone) im Gehirn durch die Hormonschwankungen nachhaltig beeinflusst werden. Es gilt die Frage zu beantworten, inwieweit es zu ernsthaften Schäden kommen kann, die über die normalen Störungen während der Umstellungsphase hinausgehen. Denn wie bei fast jeder Umstellung im Leben, kommt es auch bei hormonellen Umstellungen anfänglich zu Beeinträchtigungen, bis sich der Körper auf die veränderte Hormonsituation eingestellt hat.

Dieser kurze Ausflug soll Ihnen das sichere Gefühl vermitteln, dass das Klimakterium keine Krankheit ist, sondern eine natürliche Lebensphase. Auch bei Männern sinkt der Testosteronspiegel bereits in den Dreißigern. Er sinkt früh und stetig, dafür bis zum Lebensende nicht so niedrig, wie der Östrogenspiegel bei der Frau.

Zusammengefasst: In den Wechseljahren kann es durch starke Schwankungen an den Empfangsstellen für die Geschlechtshormone zu unregelmäßigen Signalen kommen. Ein direkter biochemischer Zusammenhang wurde bisher jedoch nur für die Hitzewallungen gefunden.

Mögliche Beschwerden in den Wechseljahren

Beschwerden, die allgemein den Wechseljahren zugeschrieben werden (in Klammern mögliche Folgeerkrankungen):

- Hitzewallungen, Schweißausbrüche
- Gewichtszunahme (Diabetes, Herz-Kreislauferkrankungen)
- Scheidentrockenheit (Gewebeschwund der Schleimhäute)
- Libidoverlust
- Schlafstörungen
- Reizbarkeit, depressive Verstimmungen, Stimmungsschwankungen (Depressionen)
- verminderte Knochenstabilität (Osteoporose)
- verminderte Gedächtnisleistungen (Demenz)
- Muskelschmerzen, Gelenkschmerzen (rheumatische Erkrankungen)

Bei vielen dieser Symptome, handelt es sich um einen physiologischen Alterungsprozess, der sich nicht eindeutig dem “Östrogenmangel” zuordnen lässt. So nimmt bereits ab dem dreißigsten Lebensjahr der Frau die Knochendichte ab. Sämtliche Schleimhäute trocknen beim Menschen mit zunehmendem Alter langsam aus.

Die psychischen Symptome lassen sich zum Teil den sozialen und seelischen Veränderungen zuordnen, die in dieser Lebensphase häufig durchlebt werden.

Zum Beispiel:

- die Kinder gehen ihre eigenen Wege
- Trennung langjähriger Lebensgemeinschaften
- bei der Arbeit rückt die jüngere Generation nach
- Pflege der alten Eltern, Tod der Eltern
- plötzlich eine Generation weiter, von der Mutter zur Oma
- das Empfinden weniger attraktiv zu sein (Falten, dünnere Haare, Gewichtszunahme ... etc.)
- die ersten körperlichen Beschwerden u nd Krankheiten

Frauen haben ab den Wechseljahren ein erhöhtes Risiko für Herz-Kreislauferkrankungen. Sie liegen dann in etwa gleichauf mit den Männern. Warum? Weil das Östrogen dafür sorgt, dass sich die Gefäße in der Zeit der Fruchtbarkeit weitstellen und der Blutdruck sinkt. Man kann daher sagen, nach der Menopause "normalisieren" sich die Durchmesser der Gefäße wieder.

Jede Frau durchlebt ihre Wechseljahre anders.

Bei einigen Frauen kommt es in dieser Zeit zu starken Beschwerden und Komplikationen, die ärztlich behandelt und therapiert werden müssen. Genauso wie dies in der Pubertät, bei der Menstruation und in einer Schwangerschaft passieren kann.

Das ist wichtig zu unterscheiden, um diese sensible Zeit der Umstellung nicht zusätzlich mit Ängsten vor möglichen Erkrankungen zu belasten. Später ein Blick darauf, warum Angst etwas mit einer Gewichtszunahme zu tun haben kann.

Wechseljahre als Erleichterung

Es sind aber nicht nur die Beschwerden, im doppelten Sinn, die mit den Wechseljahren einhergehen. Viele Frauen empfinden diese Zeit sogar als Erleichterung. Alle Gedanken um Verhütung gehören nun der Vergangenheit an. Auch das Ausbleiben der Regel nimmt Frauen eine Last ab. Dies vor allem dann, wenn die monatliche Blutung stark und schmerzhaft war. Sie gewinnen dadurch an persönlicher Freiheit.

Dieser Freiraum wird noch erweitert, da die Kinder nun meist aus dem Haus sind. Jetzt ist Zeit für Neues, im Beruf, an Hobbys. Alles, was es dazu braucht, ist Mut zur Veränderung. Mit frischen Plänen und starken Perspektiven lassen sich auch eventuelle körperliche Beschwerden und leichte psychische Verstimmungen schneller überwinden. Und, wie Frauen in der Lebensmitte wissen, nichts wirkt sich positiver auf das Gewicht aus als eine neue, erfüllende Liebe, nämlich die zu sich selbst, in der künftigen Rolle.

Kapitel 2: Gewichtszunahme in den Wechseljahren

Viele Frauen in den Fünfzigern macht diese leidige Erfahrung. Plötzlich wandelt sich alles, was sie isst und trinkt, unmittelbar in sichtbare Fettpölsterchen um. Nur wenige Frauen, mit einer entsprechenden Veranlagung, scheinen davon gänzlich unberührt. Durchschnittlich sind es fünf Kilo mehr, die eine Frau ab dem 50. bis 55. Lebensjahr mit sich herumträgt. Ein direkter Zusammenhang mit dem gesunkenen Östrogenspiegel konnte bisher nicht schlüssig nachgewiesen werden. Auf jeden Fall sind die nachfolgend aufgeführten Faktoren mit dafür verantwortlich, dass es bei den meisten Menschen, und zwar bei Frauen wie bei Männern, in einem höheren Lebensalter, fast schon zwangsläufig zu einer Gewichtszunahme kommt.

Was dazukommt ist, dass sich die leidigen Pfunde nicht wie früher gut verteilen, sondern sich bei vielen Frauen am Oberbauch ansiedeln. Dass das missfällt, ist mehr als verständlich. Ungesund ist dieses Fett zudem, denn vielfach umpolstert es die inneren Organe. Das sogenannte Viszeralfett besteht aus aktiven Fettzellen. Sie produzieren entzündliche Hormone und können das metabolische Syndrom fördern.

Alles ist miteinander verbunden und voneinander abhängig

Möchte man der Verlangsamung des Stoffwechsels im Alter auf den Grund kommen, verliert man sich schnell in den unterschiedlichsten Aussagen dazu. Viele davon sind mit Studien untermauert. Jedoch lässt sich fast jede dieser Studien durch kritische Aussagen und andere Studien relativieren oder widerlegen. Einfach, weil sie entweder nur auf Laborversuchen, Tierversuchen oder Untersuchungen mit nur wenigen menschlichen Probanden basieren.

Richtig aussagekräftig sind Studien in dieser Form letztendlich alle nicht. Und so pickt sich jeder heraus, was seine Theorie (oder sein Verkaufskonzept) untermauert. In der Fitness Szene ist es vor allem ein signifikanter Muskelschwund im Alter, dem man entgegenwirken muss. Auf Seiten gynäkologischer Praxen und Pharmaunternehmen begründet man die Gewichtszunahme hauptsächlich mit dem sinkenden Östrogen- und Progesteronspiegel.

Wer bestimmte Ernährungsformen und Nahrungsergänzungsmittel an die Frau bringen möchte, empfiehlt kompensierende Makro- und Mikronährstoffen, mit denen die Pfunde sogar in den Wechseljahren dahinschmelzen.

Die biochemischen Abläufe sind nun einmal komplex und noch nicht vollständig erforscht. Hinzu kommen die individuell unterschiedlichen genetischen, körperlichen, psychischen und soziologischen Einflüsse, die jeder Mensch mitbringt. Eine allgemein gültige Erklärung, "einen Schuldigen", für die Gewichtszunahme im Alter, in den Wechseljahren, gibt es schlichtweg nicht.

Diese Aussagen sollen Sie nicht entmutigen, sondern bestenfalls dafür sorgen, dass Sie die folgenden Ideen und Vorschläge auf einem sachlichen Niveau besser für sich einordnen können. Nachfolgend ein Blick darauf, was sich im Alter, in den Wechseljahren, ändert, und zwar in Bezug auf Grundumsatz, Stoffwechsel, Fettgewebe, Muskelmasse und Hormone. Soweit es bisher die Fachkreise lehren und beschreiben.

Es lohnt sich, aus allen medizinischen Erkenntnissen um Physis und Psyche sich ein eigenes Programm zu gestalten. Den einen, einzig richtigen Weg gibt es nicht. Genießen Sie Ihre Individualität, Sie sind einzigartig, auch, wenn Sie sich in dieser Lebensphase noch nicht zurechtgefunden haben. Liegt der Schwerpunkt auf Wohlfühlen, auf Ausgeglichenheit und Zufriedenheit, auf Stressreduktion und nach persönlichen Vorlieben veränderten Essgewohnheiten, fällt die Gewichtsreduktion in den Wechseljahren leichter.

Der Stoffwechsel hat Einfluss und wird beeinflusst

Grundumsatz

Vorweg kurz erklärt: Der Grundumsatz ist die Energie (in Kilokalorien), die der Körper in völliger Ruhe für seine notwendigen lebenserhaltenden Tätigkeiten (Atmung, Herzschlag, Temperatur, Organarbeit) benötigt. Der Grundumsatz lässt sich nach der Harris-Benedict-Formel berechnen. Dafür werden Geschlecht, Alter, Gewicht, die Größe und fixe Zahlen miteinander in Beziehung gesetzt. Für Frauen: 655,096 + 9,563 x Körpergewicht in Kilogramm + 1,850 x Körpergröße in Zentimetern - 4,676 x Alter in Jahren = GU in kcal/d. Das Ergebnis ist der persönliche Grundumsatz pro Tag und der macht immerhin bis zu zwei Dritteln des täglichen Gesamtenergiebedarfes aus! Eine Frau zwischen 50 und 65 Jahren hat im Durchschnitt einen Grundumsatz von rund 1.200 kcal.

Auf biologischer Ebene macht man vor allem den sinkenden Grundumsatz für die Gewichtszunahme im Alter verantwortlich. Einflussfaktoren auf den Grundumsatz sind die genetische Veranlagung, das Alter, die Größe, das Geschlecht, die Umgebungstemperatur und das Gewicht. In Bezug auf das Gewicht ist der Anteil Muskelmasse zu Fettmasse entscheidend.

Ebenso beeinflussen Hormone, Botenstoffe, der Lebensstil und die psychische Befindlichkeit den Grundumsatz. Die Stresshormone, Glückshormone und Schilddrüsenhormone üben Einfluss auf das vegetative Nervensystem (unwillkürliches / autonomes Nervensystem) aus. Dementsprechend reagieren der Sympathikus und der Parasympathikus des vegetativen Nervensystems, indem sie auf die die Organarbeit, die Atmung und das Herz-Kreislaufsystem einwirken. Nach der Menopause gehen durch die ausbleibende Vorbereitung zum Eisprung und den Eisprung selbst noch einmal 100 bis 300 Kalorien monatlich vom Grundumsatz ab (10 kcal/Tag).

Muskelmasse

Bereits ab dem 30. Lebensjahr verringert sich die Muskelmasse, bis zu einem Prozent jährlich. Vorausgesetzt man hält nicht mit intensivem Training dagegen an. Dafür steigt der Körperfettanteil. Der Kreislauf kann beginnen! Weil Fettzellen weniger Energie benötigen als Muskelzellen, bleibt Energie übrig, die wieder als Körperfett gespeichert wird. Dadurch sinkt der Grundumsatz weiter.

Die schwindende Muskelmasse ist ein Einflussfaktor für den Grundumsatz. Jedoch wird der Einfluss regelmäßig überschätzt.

Die größten Energie-Verbraucher sind das Gehirn (25%),

der Magen-Darm-Trakt, die Leber, die Nieren (35%) und dann folgen die Skelettmuskulatur (20%), das Herz(6%) und andere (14%). Ein Beispiel: Eine untrainierte Frau würde bei zwei bis drei Trainingseinheiten in der Woche nach einem Jahr zwei bis drei Kilogramm Muskeln aufbauen. Damit würde sich ihr Grundumsatz um 50 bis 60 kcal erhöhen.
Das soll Sie jedoch keineswegs entmutigen.

Es lohnt sich immer auf den Erhalt und Aufbau der Muskeln im Alter zu achten! Eine gut trainierte Muskulatur bietet den Knochen und Gelenken Schutz vor Verletzungen, beugt Fehlhaltungen und Verspannungen vor und sorgt für eine gute Haltung. Im Alter verringert sich im Normalfall auch der Leistungsumsatz. Einfach weil die meisten älteren Menschen weniger aktiv sind. Entweder aus gesundheitlichen Gründen oder weil sie einen ruhigeren Lebensstil pflegen. Dadurch verringern sich der Anteil an Muskelmasse und der Grundumsatz.

Verdauung und Stoffwechsel

Der Grundumsatz sinkt auch, weil die Verdauung und die Stoffwechselvorgänge mit dem Alter langsamer ablaufen. Der Stoffwechsel (Metabolismus) bezeichnet alle biochemischen Umwandlungsprozesse, die damit beschäftigt sind, die Nährstoffe, nachdem sie den Darm verlassen haben, für den Aufbau und die Funktionen des Körpers verwertbar zu machen und die Abfälle auszuleiten. Der Stoffwechsel sorgt für den Erhalt, den Aufbau, den Neubau und die Funktionalität aller Zellen im Körper.

Im Alter und in der unfruchtbaren Zeit nehmen die "Auf- und Neubauten" ab, so ist das von der Natur vorgesehen. Die für eine gute Verdauung benötigten Prozesse lassen es langsamer angehen. Das macht sich auch bei den Verdauungsenzymen und bei der Darmbeweglichkeit bemerkbar.

Überschüssige Energie aus der Nahrung, die nicht verbrannt wird, versorgt das Fettgewebe. Mit steigendem Alter steigt die Anfälligkeit einen Diabetes Typ 2 zu entwickeln. Jetzt beginnt sich ein jahrzehntelanger Zuckerkonsum zu rächen. Das Risiko einer Insulinresistenz an den Körperzellen steigt. Dadurch steigt die Insulinproduktion. Insulin ist ein aufbauendes Hormon, welches die Nährstoffe mit Vorliebe in den Fettzellen einlagert.

Die Hormone

Mit steigendem Alter verändert sich der Hormonstatus. Nicht nur in Bezug auf die Geschlechtshormone. Auch das Wachstumshormon (HGH- Human Growth Hormone, Somatotropin) zieht sich bereits ab Mitte Zwanzig immer mehr zurück. Ab 55 und im weiteren Verlauf schüttet die

Hypophyse nur noch ein Drittel HGH aus.

Dieses Hormon sorgt für die Knochenfestigkeit, für Muskelwachstum und fördert regenerative Prozesse.

Sinkt der HGH-Spiegel kommt es zum gegenteiligen Effekt und einer Zunahme von Speicherfett. Doch das ist ein weiteres Beispiel, wie gut die Natur vorsorgt: Im Tierversuch wurde dieses Hormon künstlich verabreicht mit dem Ziel ein Anti-Aging Mittel zu kreieren. Es kam zwar zu einer Verbesserung in allen Bereichen, allerdings verkürzte sich dadurch die Lebenszeit signifikant.

Im Alter werden weniger Schilddrüsenhormone ausgeschüttet. Sie haben einen großen Einfluss auf den Grundumsatz und den Stoffwechsel. Weniger Schilddrüsenhormone, das bedeutet eine geringere Herzfrequenz, geringere Atemfrequenz, langsamerer Stoffwechsel sowie allgemein weniger Energie. Damit verbunden sind Gewichtszunahme, erhöhte Cholesterinwerte und Müdigkeit.

Ebenso wie eine Substitution von Wachstumshormonen, ist eine Therapie mit Schilddrüsenhormonen nur bei einem krankhaften Mangelzustand empfehlenswert. Die physiologische (natürliche) Abnahme der Hormone scheint auch hier wieder den älteren Körper eher zu schützen als dass er dadurch Schaden erleidet.

Hinzu kommt der ganze Bereich an von Hormonen und

Botenstoffen, die allgemein als Stresshormone und Glückshormone bekannt sind. Endorphin, Serotonin, Dopamin, Oxytocin, Adrenalin, Noradrenalin und Cortisol sind die bekanntesten Vertreter. Viele dieser Stoffe werden vermehrt beim Lachen, beim Sex, beim Kuscheln, Küssen, in Stresssituationen und während eines gesunden Schlafes ausgeschüttet. Sie alle üben Einfluss auf den Grundumsatz aus, auf das Hungergefühl und den Stoffwechsel.

Großes Netz, viele Ansatzpunkte

Viele biologische Faktoren spielen mit, wenn sich in den Wechseljahren immer mehr Kilos ansammeln und nur schwer wieder weichen wollen. Letztendlich ist es schwer zu sagen, wer den Stein ins Rollen gebracht hat. Ein komplexes, mehrdimensionales biochemisches Netz hält alles in Balance (Homöostase). Im Alter verändert sich einiges im Körper, das passiert in der Regel schleichend.

Der Grundumsatz verlangsamt sich, die Muskelmasse nimmt ab, das Fettgewebe nimmt zu. Der Status diverser Hormone verändert sich und damit viele Prozesse, die sich auf die Lebensweise und die Psyche auswirken. Direkt oder über Umwege sind der Stoffwechsel und die Verdauung fast immer involviert. Diese komplexen Verknüpfungen laufen vorwärts und rückwärts, in alle Richtungen.

Daraus folgt, wer an möglichst vielen dieser Verknüpfungen

arbeitet hat eine bessere Chance, ungünstige Kreisläufe zu unterbrechen. Simples Beispiel: Gute Laune (durch eine entsprechende mentale Einstellung) fördert die Darmarbeit. Gute Darmarbeit (durch entsprechende gute Nahrung) hebt die Stimmung. Die dafür als Messenger dienenden Hormone arbeiten auf Hochtouren.

Typisch Frau

Bisher ging es um biochemische Prozesse im Körper und darum, was sich im Alter und während der Wechseljahre verändert. Man konnte sehen, dass die Wechseljahre allein nicht den größten Einfluss darauf haben, warum Frauen im Alter häufig zunehmen. Schauen Sie jetzt noch auf ein paar Faktoren, die durchaus geschlechtsspezifisch sind und vom Alter her perfekt in die Zeit der Wechseljahre fallen.

Das Selbstbild

Es ist leider immer noch so, dass Frauen einen wesentlich selbstkritischeren Blick auf ihre Figur haben als Männer. Sie kennen das. Eine Frau schaut sich im Spiegel von allen Seiten an und ist in der Regel mit mindestens einer Ansicht unzufrieden. Immer wieder schaut sie genau dahin.

Der Mann sieht sich frontal im Spiegel an, zieht den Bauch ein und denkt: Passt. Sowohl das eine wie das andere Extrem ist nicht gerade gesund. Irgendetwas in der Mitte wäre für beide Seiten gesünder: Hier mehr Akzeptanz und dort mehr Veränderungswillen.

Das hat zur Folge, dass Frauen im Alter von fünfzig Jahren ein Vielfaches mehr an Diäten hinter sich haben als

Männer in diesem Alter. Die Geschichte der Diäten beginnt oftmals schon im Teenager Alter.

Sukzessive trainieren Frauen mit den Diäten ihre Körper dahingehend, so viele Kalorien wie möglich als Vorräte anzulegen. Und zwar sobald sich die Möglichkeit ergibt, in der Regel zwischen zwei Diäten. Wenn der Organismus eines nicht mag, dann sind das Hungerperioden! Viele Frauen im Alter von fünfzig bis sechzig Jahren haben also zusätzlich mit den negativen Auswirkungen ihrer jahrzehntelangen Abnehm-Bemühungen zu kämpfen.

Es ist aber nicht nur das sich langsam verändernde Aussehen, das Frauen in den Wechseljahren zu schaffen macht. Die Unsicherheit darüber, wie diese Zeit verlebt werden wird, kommt hinzu. Zwar wissen Frauen vielleicht aus Erzählungen der Mutter oder älteren weiblichen Bekannten, wie diese die hormonelle Umstellung erlebt haben. Diese Schilderungen fallen jedoch komplett unterschiedlich aus, mitunter geht deshalb das eigene Empfinden, das richtige Selbstbild verloren.

Auch Leere ist ein Gefühl, das Frauen in der Lebensmitte nicht gänzlich unbekannt ist. Die Kinder sind aus dem Haus, in der Beziehung, im Beruf und im Alltag hat sich Routine eingeschlichen. Es mag an Erfüllung, an Erfolgserlebnissen fehlen. All das wirkt sich ebenfalls negativ auf die Hormonproduktion aus. Es fehlt der positive, euphorische Stress, der sogenannte Eustress. Kommt dann noch Frustessen hinzu, steigt das Gewicht -

und die Selbstsicherheit sinkt.

Das psychosoziale Umfeld

Die Lebensumstände von Frauen zwischen fünfundvierzig und sechzig Jahren ähneln sich. Einige Lebenssituationen sind im Kapitel 1.5. aufgezählt. Viele dieser Lebensumstände verursachen depressive Verstimmungen bis hin zu chronischem Stress, Burnouts und Depressionen. Hier spielen die Hormone und das vegetative Nervensystem wieder mit. Gesunder Stress, der durch Aktivitäten abgebaut werden kann, erhöht den Kalorienverbrauch. Negativer Stress dagegen bewirkt genau das Gegenteil.

Daran sind vor allem das Stresshormon Cortisol und die Botenstoffe Adrenalin, Noradrenalin beteiligt. In Stresssituationen werden Adrenalin und Cortisol ausgeschüttet. Adrenalin ist sofort da und für die ersten spontanen Aktivitäten zuständig, die für "Flucht oder Angriff" benötigt werden. Cortisol kommt langsam ins Spiel und sorgt dafür, dass der Stoffwechsel, das Immunsystem und die Zellregeneration in Stresssituationen verstärkt arbeiten.

Bei chronischem Stress allerdings verbleiben Adrenalin und Cortisol im Blut. Es kommt zu einem Überangebot und damit zu einer Überstimulation. Alles was vorher noch positiv war, verkehrt sich nun ins Gegenteil. Die überschüssige Energie lagert sich vermehrt als Fett im Fettgewebe ein. Gehirn, Muskeln und die Körperabwehr werden nun geschwächt.

Das sind die besten Voraussetzungen für Bluthochdruck, Übergewicht und Entzündungsprozesse.

Auch der normale Biorhythmus gerät durch den erhöhten Cortisolspiegel aus dem Gleichgewicht. Es kommt zu Schlafstörungen, wodurch die Hunger- und Sättigungshormone sowie der Stoffwechsel insgesamt aus dem Gleichgewicht geraten. Das Nervengeflecht in der Darmregion, das sogenannt Darmhirn, hat darunter zu leiden. Das geht in der Folge mit einer zunehmenden Darmträgheit einher.

Chronischer Stress setzt so ein weiteres Mal eine Negativspirale in Gang setzen, falls man nicht rechtzeitig etwas dagegen unternimmt. Erstaunlich: Man hat festgestellt, dass bereits die Angst vor den Folgen von negativem Stress diesen zusätzlich verstärken kann. Ebenso verhält es sich mit der Angst vor möglichen negativen Folgen der Wechseljahre. Das scheint irgendwo auf der Grenze zur sich selbsterfüllenden Prophezeiung zu liegen.

Individuell die richtigen Schlüsse ziehen

Sie sind kurz vor oder in den Wechseljahren? Sie merken bereits, dass die Waage ausschlägt, dass sich die Kilos nicht mehr so leicht abschütteln lassen? Dann haben Sie bis hierhin gesehen, dass eine Ernährungsumstellung allein nicht ausreichen kann. Dennoch spielt die Ernährung eine wesentliche Rolle. Welche Diät (im ursprünglichen Sinne, altgriechisch díaita , die Lebensweise) darf es denn nun sein? Welche Ernährungsumstellung bietet die meisten Vorteile? Darum soll es im weiteren Verlauf gehen.

Zwei Diätformen stehen bis heute hoch im Kurs, die Intervalldiäten und die Low Carb-Diäten. Durchaus zu Recht. Beide Formen werden von ihren Ansätzen her von der Wissenschaft zumindest nicht als schädlich für die Gesundheit beurteilt. Darüber hinaus haben sie den Vorteil, dass sie äußerst variabel sind und sich einfach an persönliche Vorlieben anpassen lassen. Solange man sich nicht eine der extremen Low-Carb Spezial-Diäten, wie die Atkins-Diät, die Paleo- oder Keto-Diät, herauspickt.

Von kostenpflichtigen, komplizierten Diät-Programmen ist allgemein abzuraten. Auch wenn sie versprechen, aufgrund eines Fragebogens oder einer Blutprobe, eine ganz individuelle Diät zusammenzustellen.

Viele fühlen sich daraufhin besonders verpflichtet,

diesem Programm zu folgen, selbst wenn die Vorschläge stark von ihren Vorlieben abweichen. Erstens, weil es ja scheinbar individuell angepasst ist und zweitens, weil es teuer war. Das kann zu einem Dilemma werden. Verständlicherweise fällt es zu Beginn, mit einer entsprechenden Anfangsmotivation, immer leichter, einem strikten Plan folgen können.

Wer vom Typ her nicht gerne nach festen Plänen lebt und arbeitet, wird damit spätestens mittelfristig scheitern. Wer von festen Strukturen profitiert, sollte zumindest versuchen, sich diesen Plan selbst zu gestalten. Das vergrößert die Chance, dass diese Ernährungsweise irgendwann in das normale Leben einfließt, enorm.

Kapitel 3: Intervallfasten

Gefastet hat der Mensch schon immer. Freiwillig und unfreiwillig. Man könnte sagen, Intervallfasten ahmt lediglich die natürliche, ursprüngliche Lebensweise nach. Ein permanentes Nahrungs(über)angebot gibt es, auf die Menschheitsgeschichte gesehen, erst seit kurzem. Der menschliche Stoffwechsel ist jedenfalls noch nicht darauf eingestellt, jederzeit, praktisch 24/7, Nahrung zur Verfügung zu haben. Noch immer versucht der Organismus zu speichern was er kriegen kann, auch wenn er inzwischen ja wissen sollte, dass lebensbedrohliche Hungerperioden kaum zu befürchten sind.

Was ist Intervallfasten?

Das Intervallfasten als Programm zur Gewichtsreduktion wurde in den zweitausend-zehner Jahren in Deutschland richtig populär. Es kam aus der amerikanischen Body Building Szene und wurde mit ambitionierten Krafttrainings kombiniert. Am bekanntesten ist der sogenannte Vater des Intervallfastens, Martin Berkhan mit seinem Standardwerk "The Leangains Method: The Art of Getting Ripped. Researched, Practiced, Perfected". Schnell entdeckte man die Vorteile dieser Art des Kurzzeitfastens zum Abnehmen und spricht sogar von einem Anti Aging Effekt.

Wie immer bei bestimmten Ernährungsformen, sind die einzelnen positiven Effekte bisher nicht wissenschaftlich belegt. Doch zählt das Intervallfasten zu den wenigen Diäten, die von der Medizin als nicht gefährlich für die Gesundheit eingestuft werden. Positiv zu bewerten sei die damit einhergehende Kalorienrestriktion sowie die Möglichkeit der Regeneration der Körperzellen und die "Insulin-Pause" in den Karenzzeiten.

Selbst für medizinische Laien mag es einleuchtend klingen, dass es wider die Natur ist, wenn die Bauchspeicheldrüse ständig aktiv sein muss, weil permanent neuer Blutzucker zur Verfügung steht. Nach dem Frühstück schon bald der erste Griff in die Weingummitüte, eine Limo zwischendurch, einen Apfel oder eine Banane, weil es gesund ist, bis es endlich zum Mittagstisch geht.

Ähnlich geht es am Nachmittag weiter, bis man sich abends zum Essen trifft. Ein ganz normaler Tag? Intervallfasten ist eine gute Gelegenheit, das besser in den Griff zu bekommen. Ein weiterer Vorteil, Intervallfasten ist flexibel. Es geht weit über Die Pläne der Bestseller-Programme hinaus und lässt sich für jeden individuell gestalten.

Intervallfasten, wie geht das?

Das intermittierende Fasten, wie es auch heißt, ist ein regelmäßiges, kurzzeitiges Fasten. Etabliert haben sich die beiden Formen: 16:8 und 5:2.

Bei der 16:8 Methode liegen zwischen dem letzten Essen vor dem Zubettgehen und dem Frühstück am nächsten Tag 16 Stunden ohne Nahrungsaufnahme. Ein Beispiel: Um 20 Uhr ist der letzte Bissen geschluckt. Schon bald geht es ins Bett. Frühstück (Brunch) gibt es um 12 Uhr mittags. Wer abends ab 18 Uhr nichts mehr isst, kann bereits um 10 Uhr frühstücken. In der kurzen Fastenzeit abends und morgens gibt es nur Wasser, ungesüßten Kaffee und Tee oder eine klare Brühe. Eine gute Idee ist es, sich an diese 16 Fastenstunden heranzuschleichen. Erst ein paar Tage mit 12 Stunden beginnen und dann Stunde um Stunde hocharbeiten.

Bei der 5:2-Methode fastet man an zwei (nicht aufeinander folgenden) Tagen in der Woche. An den beiden Fastentagen werden entweder 0 Kalorien oder höchstens 500 Kalorien aufgenommen. Manchen fällt es leichter, wenn sie an den Fastentagen gar nicht erst mit dem Thema Essen konfrontiert werden. Durch eine kleine Mahlzeit bekommen sie erst richtig Hunger. Andere wiederum halten es ganz ohne Essen nicht aus.

Die 5:2 Methode lässt sich variieren. Eine gängige Methode ist es, an zwei ganzen Tagen in der Woche zu fasten.

Das sind jeweils rund 36 Fastenstunden, da jedes Mal die acht Schlafstunden mitgezählt werden. Bei der Methode Eat-Stop-Eat, wird zweimal 24 Stunden in der Woche gefastet. Die 24-stündigen Fastenzeiten lassen sich so geschickt legen, dass man praktisch keinen Tag ohne Essen auskommen muss. Ein Beispiel: Nach dem Mittagessen gegen 14 Uhr verzichtet man auf das Abendessen und auf das Frühstück am nächsten Morgen, sodass ab 14 Uhr wieder die erste Mahlzeit eingenommen werden kann.

Vorteile des Intervallfastens

Regelmäßige Fastenzeiten von 16 Stunden bis zu einem Tag werden als gesundheitlich unbedenklich bewertet. Folgende Vorteile für die Gesundheit und zum Abnehmen sind zu erwarten: (Die einzelnen Vorteile sind nicht wissenschaftlich nachgewiesen, da es noch keine Langzeitstudien mit einer repräsentativen, ausreichenden Anzahl von Menschen gibt.)

- günstige Auswirkungen auf den Fettstoffwechsel (vorbeugend: Herz-Kreislauferkrankungen)
- günstige Auswirkungen auf den Zuckerstoffwechsel (vorbeugend: Diabetes Typ 2)
- erhöht die Insulinempfindlichkeit der Zellen (vorbeugend: Diabetes Typ 2)
- verringert Entzündungsprozesse, da in den Fastenzeiten Zellreparaturen und Abfallentsorgung vermehrt stattfinden können (Stichwort: Autophagie)
- in diesen kurzen Fastenzeiten kommt es nicht zu einem Hungerstoffwechsel, daher kein Jo-Jo-Effekt
- entspannt essen, da kein Abwiegen und Kalorienzählen erforderlich, nur Stunden werden gezählt
- das Thema Essen ist nicht permanent präsent, das spart nicht nur Kalorien sondern auch Zeit und Geld

Nachteile des Intervallfastens

- nicht jeder kommt mit den Fastenstunden oder einem Fastentag gut klar
- Vorsicht bei Vorerkrankungen und regelmäßiger Medikamenteneinnahme
- bei möglichen Nebenwirkungen, wie Konzentrationsproblemen, Energielosigkeit und Schlafstörungen, entweder die Fastenzeiten kürzen oder eine andere Methode zum Abnehmen wählen
- eventuelle Beeinträchtigung des sozialen Miteinanders wegen der Essenszeiten

Intervallfasten, für Frauen in den Wechseljahren geeignet?

Ab und zu hört man in den Medien, dass Intervallfasten bei Männern besser wirkt als bei Frauen. Dass regelmäßiges Kurzzeitfasten für Frauen eher nicht geeignet sei. Diese Einwände beziehen sich auf den komplexen Hormonhaushalt der fruchtbaren Frau. Man nimmt an, dass der Körper in dieser Lebensphase sensibler auf Nahrungskarenzzeiten reagiert. Dementsprechend lautet der Rat für Frauen, genau auf ihren Körper zu achten, um festzustellen, mit welchen Fastenzeiten sie am besten klarkommen. Frauen in den Wechseljahren brauchen keine Auswirkungen auf ihren Zyklus und ihre Fruchtbarkeit mehr zu befürchten, dennoch sollten auch sie auf ihre Körpersignale hören und die Zeiten dementsprechend anpassen.

Abgesehen vom Hormonhaushalt gibt es einen weiteren Unterschied zwischen den Geschlechtern in Bezug auf die Auswirkungen des Intervallfastens. Hier nimmt man auf den kleineren Zuckerspeicher der Frau Bezug. Glukose, die der Körper nicht für sofortige Energie benötigt, wird als Glykogen in der Leber (ein Drittel) und in den Muskeln (zwei Drittel) gespeichert. Das genaue Verhältnis richtet sich nach dem Trainingszustand der Muskeln. Diese gespeicherte Energie reicht ungefähr für einen Tag.

Bei Frauen ist die Muskelmasse geringer als bei Männern.

Das trifft auch auf die Speicherkapazität der Leber zu. Ein kleiner Vorteil, denn dadurch erzielen Frauen nach einer kürzeren Fastenzeit bereits gute Effekte. Bei der stündlichen Kurzzeit-Fastenvariante können demnach 14 Stunden Fastenzeit ausreichen, um von den erwünschten Vorteilen zu profitieren.

Nachteilig kann sich bei Frauen in den Wechseljahren jedoch auswirken, dass bei der Intervalldiät in der Regel nur zwei Mahlzeiten zu sich genommen werden. Ein ausgewogener Ernährungsplan, der die Aufnahme der empfohlenen Menge an Eiweiß, Vitaminen und Mineralstoffen sorgt, ist schwierig zu gestalten. Auch die Ballaststoffe könnten zu kurz kommen.

Da in den Wechseljahren zumindest vorübergehend auch die Verdauung anfällig ist und Verstopfungen öfter auftreten, sollte unbedingt auf die reichliche Zufuhr von Ballaststoffen geachtet werden.

Wer sich im Rahmen der Intervalldiät zugleich entscheidet, tierische Produkte zu meiden oder sie seltener auf den Tisch zu bringen, gefährdet unter Umständen die Eiweißzufuhr. 0,8 Gramm pro Kilogramm Körpergewicht sollen es nach Empfehlung der Deutschen Gesellschaft für Ernährung (DGE) für Frauen mindestens sein.

Eine Menge von beispielsweise 52 Gramm rein pflanzlich, dazu kalorienarm, bei nur zwei Mahlzeiten täglich aufzunehmen, ist nicht einfach.

Dennoch ist die Intervalldiät ein guter Start für die geplante Gewichtsreduktion.

Vor allem die langen Pausen wecken die Produktion von Leptin und Ghrelin wieder auf. Purzeln durch die Intervalldiät die ersten Pfunde, kommt dadurch der gesunde Stoffwechsel wieder in Gang.

Tipps für das Intervallfasten in den Wechseljahren

- Folgen Sie nicht starr irgendwelchen Intervallfasten-Programmen oder ultimativen Erfolgstipps von Freundinnen. Testen Sie aus, welche Zeiten für Sie passend sind. Fasten sie 12, 14,5 oder 17 Stunden, an zwei oder fünf Tagen die Woche. Hauptsache Sie fühlen sich damit wohl.

- Insgesamt können Sie ein paar Wochen im Jahr nach ihrer Lieblingsmethode fasten, jeden zweiten Monat oder Ihr Leben lang.

- Der OMAD Rhythmus (One Meal a Day) gehört ebenfalls in die Kategorie Intervallfasten, ist aber definitiv nicht für jede Frau geeignet.

- Achten Sie darauf, was Sie in den Essenszeiten zu sich nehmen. Wer sich nur von Fast Food und Kuchen ernährt, wird vom Intervallfasten nicht profitieren.

- Wer es verträgt, sollte ruhig in den Fastenzeiten Sport treiben. Allerdings moderat, keine Höchstleistungen abrufen!

- In den Fastenzeiten das Trinken nicht vergessen (Wasser, ungesüßte Tees)
- Hören Sie immer auf Ihren Körper! Die Fastenzeiten

sollen sich gut anfühlen. Unwohlsein, unerträglicher Hunger und andere unangenehme Symptome sind ein Zeichen, dass irgendetwas nicht passt. Das können die Fastenzeiten sein, der Rhythmus oder generell eine Unverträglichkeit von Fastenperioden.

Kapitel 4: Low Carb

Kohlenhydrate haben heutzutage einen schweren Stand. Angefangen hat es in den Siebzigern, mit der Atkins Diät. Seither kamen alle paar Jahre neue Low-Carb-Diäten auf den Markt. Bei einigen wird strikt auf Kohlenhydrate verzichtet, wie bei der Keto- und der Zero-Carb-Diät. Dann gibt es die moderateren Formen, wie die Montignac Methode, Schlank im Schlaf und die Glyx-Diät.

Zwischen 20 und 30 unterschiedliche Low-Carb Diäten haben es bisher erfolgreich in die Bücherregale geschafft. Was versprechen sich die Befürworter von einer Low Carb Diät? Gibt es gesundheitliche Vorteile? Lässt sich damit nachhaltig abnehmen? Und, ist diese Ernährungsform für Frauen in den Wechseljahren geeignet?

Low Carb: Theorie und Praxis

Unter Low Carb laufen alle Ernährungsformen, bei denen die tägliche Kohlenhydratzufuhr eingeschränkt ist. Der Kohlenhydratanteil liegt deutlich unter dem von der DGE (Deutsche Gesellschaft für Ernährung) empfohlenen Anteil.

- Von der DGE empfohlene Werte der drei Makronährstoffe:
  55 % Kohlenhydrate, 30 % Fett, 15 % Eiweiß

- Empfohlene Werte einer moderaten Low Carb Diät:
  20-25 % Kohlenhydrate, 60-65 % Fett, 15-20 % Eiweiß

- Empfohlene Werte einer Keto-Diät:
  5 % Kohlenhydrate, 20 % Protein, 75 % Fett

Grundsätzlich soll diese Ernährungsweise nicht als kurzfristige Diät verstanden werden, sondern als dauerhafte Diät (Lebensweise). Mit dem Ziel sich so gesünder zu ernähren und das Gewicht zu reduzieren, falls gewünscht. Die einzelnen Low Carb Ernährungsprogramme unterscheiden sich in ihren "erlaubten" Kohlehydratanteilen und durch die Zeiten, wann welche Makronährstoffe am besten gegessen werden sollen. Auch die Auswahl der günstigen (erlaubten) Nahrungsmittel und Sportprogramme unterscheiden sich bei den einzelnen Anbietern.

Eine Keto-Diät mit zero Carb soll hier nicht der Gegenstand sein, da sie nicht empfehlenswert ist. Es gibt einige Erkrankungen bei denen eine solche Diät, ärztlich begleitet, als Therapie Anwendung findet. Zum Abnehmen und als dauerhafte Ernährung ist sie nicht geeignet, da der Energiestoffwechsel vollständig aus seinem natürlichen Gleichgewicht gerät. Statt seine benötigte Energie aus Glukose zu generieren, zieht der Körper die Energie hauptsächlich aus Fetten.

Er befindet sich permanent im Fettstoffwechsel (Ketose). Das ist normalerweise das Notprogramm bei lange andauernden Hungerperioden. Um in die Ketose zu gelangen, dürfen Kohlenhydrate in der täglichen Ernährung fünf bis sechs Tage lang nicht mehr als fünf Prozent ausmachen. Dies nur kurz zur Information und Abschreckung, zur Nachahmung nicht empfohlen! Moderate Low Carb Kostformen können da für Einige schon interessanter sein.

Abnehmen mit Low Carb

Um es gleich vorwegzusagen: Der Abnehmerfolg hängt auch hier allein von einer negativen Energiebilanz ab. Es müssen täglich mehr Kalorien verbraucht, als aufgenommen werden. Das ist der einzig wahre, desillusionierende, Kern einer jeden Diät zur Gewichtsreduzierung. Da können manche Programme noch so ideenreich und detailverliebt daherkommen. Das Schöne an diesem bunten Angebot ist jedoch, dass man sich aus den vielen Ideen, diejenigen heraussuchen kann, mit denen das individuell am meisten Erfolg verspricht.

Am Anfang zeigt jede Low Carb Diät schnell Erfolge auf der Waage. Das liegt an den Kohlenhydratspeichern in der Leber und in den Muskeln. Denn Glukose bindet beim Einspeichern in die Zellen Wasser. Die Speicherform von Glukose heißt Glykogen. Werden die Kohlenhydratspeicher durch eine Reduzierung der kohlenhydratreichen Anteile in der Nahrung oder durch viel Energieverbrauch gelehrt, geht gleichzeitig das Wasser verloren. Das mach sich schnell auf der Waage bemerkbar.

Ein kurzer Ausflug zu den Kohlenhydratspeichern: In der Leber werden ungefähr ein Drittel, in der Skelettmuskulatur zwei Drittel gespeichert. Das spielte bereits beim Intervallfasten eine Rolle. Dieser Speicherzucker sorgt dafür, dass der Blutzuckerspiegel auf einem gesunden Level bleibt.

Damit ist gewährleistet, dass vor allem das Gehirn, aber auch jeder andere Energiebedarf des Körpers, abgedeckt ist. Je nach Größe, Gewicht und Geschlecht werden dort zusammen rund 2.000 Kilokalorien gespeichert. Wenn wir aktiv sind und Energie benötigen, wird erst der Blutzucker verbraucht, dann der Zucker aus den Speichern. Wenn dort Ebbe ist, geht es an die Muskeln. Denn damit schlägt das System gleich zwei Fliegen mit einer Klappe:

Es kann aus dem Muskeleiweiß Glukose gewinnen und senkt gleichzeitig den Grundumsatz durch die Reduzierung der Muskelmasse. Leider geht es nur zögerlich an die Fettdepots. Umgekehrt, wenn wieder genügend Energie zur Verfügung steht, funktioniert das genau andersherum. Jetzt werden erst einmal die Fettdepots wieder versorgt. Denn solange die Muskelmasse niedrig bleibt, bleibt auch der Energieverbrauch niedriger. Dieser, heutzutage eher unerwünschte, Prozess lässt sich nur durch eine moderate Kalorienrestriktion, wertvolle Eiweißlieferanten und Sport einigermaßen abfedern.

Um allein durch eine Low Carb Diät an Gewicht zu verlieren, müsste man die Kohlenhydratspeicher leer halten, so dass die Energie aus den Muskeln und dem Fettgewebe gezogen wird. Also täglich unter einem Kohlenhydratanteil unter fünf Prozent bleiben. Das wäre eine der erwähnten Zero Carb Diäten. Mit einer moderaten Low Carb Diät abnehmen, das kann dennoch funktionieren.

Indem man die Zufuhr von Kohlenhydraten zugunsten von Eiweiß und Fett etwas reduziert.

Dadurch entsteht ein etwas nachhaltigeren Sättigungseffekt. Die leeren Kohlenhydrate werden weitestgehend durch gehaltvolle, komplexe Kohlenhydrate ersetzt. Um abzunehmen, muss man aber trotzdem noch unter dem täglichen Kalorienbedarf bleiben. Das bedeutet weniger essen und (oder) mit einem Sportprogramm kombinieren.

Low Carb, die Körperchemie muss stimmen

Der wesentliche Unterschied zwischen einer kalorienreduzierten (fettreduzierten Diät) und einer Low Carb Diät ist die Auswirkung auf den Blutzuckerspiegel und die Insulinausschüttung. Das wird durch die Verringerung des Kohlehydratanteils sowie durch die Auswahl hochwertiger kohlenhydrathaltiger Nahrungsmittel erreicht. Zum besseren Verständnis ein Blick auf die Kohlenhydrate, den Blutzucker und das Insulin sowie den glykämischen Index und die glykämische Last.

Kohlenhydrate

Diese sogenannten Carbs spielen die Hauptrolle in einer Low Carb Diät, obwohl sie reduziert werden sollen. Das kleinste gemeinsame Teilchen aller Kohlenhydrate ist der Einfachzucker (Monosaccharide). Im Blut nennen sich diese Zuckerteilchen Glukose. Traubenzucker und Fruchtzucker sind solche Einfachzucker. Zu den Zweifachzuckern (Disaccharide) zählen zum Beispiel der Haushaltszucker und der Milchzucker. Die dritte Gruppe, das sind die Polysaccharide, die Mehrfachzucker. Das sind Zuckerketten, die aus vielen Einfachzuckern zusammengesetzt sind. Dazu gehören stärkehaltige Lebensmittel, wie Brot, Kartoffeln und Reis. Auch die Ballaststoffe, die löslichen und die unlöslichen, gehören zu den Polysacchariden.

Natürlich bedeutet es für die Verdauung mehr Aufwand Polysaccharide zu zerlegen als den einfachen Traubenzucker. Dennoch ist der zeitliche Unterschied, wann die Zuckermoleküle als Glukose ins Blut geschwemmt werden, zu vernachlässigen. Wer Brot gründlich kaut, der spürt durch die Süße, dass er bereits im Mund die meisten Polysaccharide in Zweifachzucker (Maltose = Malzzucker = Zweifachzucker) zerlegt hat.

Ein spürbar moderater Blutzuckeranstieg lässt sich mit Polysacchariden (stärkehaltigen Lebensmitteln) nur dann erzielen, wenn sie von möglichst vielen Ballaststoffen umgeben sind, wie das bei Vollkornprodukten und Gemüse der Fall ist.

Insulin und Glukose

Aus dem Darm gelangen einfache Zuckermoleküle, Glukose genannt, ins Blut. Damit die Glukose als Energiestoff in den Körperzellen verheizt werden kann, braucht sie das Insulin als Schlüssel. Nur so gelangt sie in die Zellen. Das Hormon Insulin aus der Bauchspeicheldrüse kommt ins Spiel, sobald der Blutzucker steigt. Jetzt gelangt die Glukose zur Energiegewinnung in den Zellen. Wird keine Energie mehr benötigt, unterstützt Insulin sowohl das Einspeichern von Glukose (Glykogen) als auch die

Umwandlung in Speicherfett.

Gelangt durch Limonaden, Zucker und Weißmehl ständig Glukose ins Blut, produziert die Bauchspeicheldrüse die ganze Zeit Insulin.

Über einen langen Zeitraum hinweg, kann es dazu kommen, dass die Körperzellen immer weniger gut auf diesen Schlüssel reagieren. Dann bleibt der Blutzucker hoch, was wiederum die Insulinproduktion noch einmal mehr anregt. Ein ungesunder Kreislauf beginnt. Eine moderate Low Carb Diät, mit komplexen, natürlichen Kohlenhydraten hat daher eine positive Wirkung auf den Blutzuckerspiegel. Sie kann einen Diabetes Typ 2 vorbeugen. Mit einem professionellen Low Carb Ernährungsplan können die Blutzuckerwerte bei einem bestehenden Diabetes sogar häufig normalisiert werden.

Glykämischer Index (GI), glykämische Last (GL)

Um den Blutzucker- und den Insulinspiegel auf einem gesunden Niveau zu halten, empfehlen einige Low Carb Diäten hauptsächlich kohlenhydrathaltige Lebensmittel mit einem niedrigen GI zu essen. Zum Beispiel die LOGI-Methode, die GLYX- und die Montignac-Diät. Der glykämische Index gibt Auswirkung des Lebensmittels auf den Blutzuckerspiegel wieder. Dafür geht man von Traubenzucker aus, der mit einem GI von 100 Prozent, fast geradewegs und unverändert ins Blut gelangt. Alle weiteren Nahrungsmittel orientieren sich an diesem Wert.

Eine mittelreife Banane hat einen GI von 55. Interessant wäre es jedoch zu wissen, wie hoch dabei der Kohlenhydratanteil in dieser Banane ist. Da kommt die Glykämische Last (GL) ins Spiel, die Menge der Kohlenhydrate. Denn danach richtet sich die Insulinantwort.

In unserem Beispiel sind das ungefähr 20 Gramm Kohlenhydrate auf 100 Gramm Banane. Die Rechnung lautet 0,55 (GI) x 20 g = 11 (GL). Ab einem GL-Wert von 20 spricht man von einer hohen glykämischen Last. Zwei Beispiele: 100 Gramm Haferflocken werden mit GL 23, 100 Gramm ungesäuertes Weißmehlbrot mit
GL 34 bewertet.

Der glykämische Index wird jedoch zusätzlich durch viele Faktoren beeinflusst: Verarbeitung, Reifegrad, Erntezeit, Region, Anbau sowie die weitere Zusammensetzung (Ballaststoffe, Fette, Eiweiß). So dass sich im Grunde die berechtigte Frage stellt, wozu die ganze Rechnerei eigentlich?

Die gesundheitlichen Vorteile einer Low Carb Ernährung

Inzwischen gibt es auch von Seiten der Medizin und in der Ernährungsberatung wohlwollende Empfehlungen für eine Low Carb Ernährungsweise. Als gesundheitliche Vorteile werden günstige Effekte auf Blutzucker, Blutfettwerte, Bluthochdruck sowie ein Schutz vor Stoffwechselerkrankungen genannt. Diese Vorteile sind wissenschaftlich nicht eindeutig belegt. Die positiven Auswirkungen basieren auf Labor- und Tierversuchen sowie aus Befragungen und Erfahrungsberichten einzelner Personen.

Bei unterschiedlichsten Auslegungen einer Low Carb Diät. Die DGE bestätigt Studien, nachdem ein Langzeitkonsum von Lebensmitteln mit überwiegend hohem GI das Risiko für Übergewicht, Diabetes Typ 2, Darmkrebs und koronare Herzkrankheiten erhöht. Allerdings kann das Risiko nicht allein dadurch gesenkt werden, dass nur noch Lebensmittel mit einem möglichst geringen GL-Wert verzehrt werden. Gegen Übergewicht können Nahrungsmittel mit einem niedrigen GI/GL-Wert unterstützen, da sie einen höheren Sättigungswert haben.

Wer dadurch allerdings wieder mehr Fleisch verzehrt, hebt damit die gesundheitlichen Vorteile wieder auf.

Was zweifelsfrei einen gesundheitlichen Vorteil bietet, ist eine weitestgehende Vermeidung von leeren Kohlenhydraten. Die sogenannten leeren Kohlenhydrate bringen außer Kalorien keine weiteren nennenswerten Nährstoffe und Ballaststoffe mit sich. Sie stellen dem Körper schnell Energie zur Verfügung. Solange Energie benötigt wird, ist zumindest in Bezug auf die Energiebilanz, alles in Ordnung. Wer allerdings abnehmen möchte, der verfügt bereits über genügend Reserven und sollte von dieser Art Kohlehydrate möglichst Abstand halten.

Die Rede ist von Weißmehlprodukten und stark zuckerhaltigen Lebensmitteln und Getränken. Vor den Kohlenhydraten in Gemüsesorten und Vollkornprodukten muss sich niemand fürchten. Denn mit diesen Nahrungsmitteln kommen zusätzlich noch viele Mikronährstoffe (Vitamine, Mineralstoffe, Spurenelemente, sekundäre Pflanzenstoffe) und Ballaststoffe hinzu. Alles das können die leeren Kohlenhydrate, bei gleicher Kalorienzahl, nicht bieten.

Nachteile einer Low Carb Ernährung

- je nach Methode, komplizierte Regeln in Bezug auf was, wann und wieviel gegessen werden darf
- zu wenig Ballaststoffe
- für Vegetarier und Veganer schwer umzusetzen
- eventuell zu hoher Konsum von Fleisch, Milchprodukten, Eiern
- Fructose (Fruchtzucker) führt nicht zu einem Anstieg es Blutzuckerspiegels (niedriger GI), füllt dennoch die Fettspeicher
- spezielle Low Carb Produkte sind häufig stark verarbeitet
- schwierig, beim Sport die richtige Energie-Balance zu halten, besonders Ausdauersport und Leistungssport
- für viele Menschen unmöglich über längere Zeit durchzuhalten
- nur weniger Kohlenhydrate, das reicht nicht um abzunehmen
- wer auf das Low Carb Diät Wunder hofft, müsste Richtung No-Carb und Keto gehen, hierzu keine Empfehlung
- eventuell verminderte Stressresistenz, weniger Glückshormone
- wenn man damit aufhört, droht der Jo-Jo-Effekt
- zu starke Fixierung auf die Ernährung und das Gewicht

Ist Low Carb gut geeignet für Frauen in den Wechseljahren?

Weniger Zucker- und Weißmehlprodukte zu konsumieren, das ist uneingeschränkt zu empfehlen. Für jeden und erst recht für Frauen ab Fünfzig. Ob das schon als Low Carb Diät gelten kann, das kann man hier offenlassen. Fest steht, dass Sie damit kein gesundheitliches Risiko eingehen, im Gegenteil, Sie sparen Kalorien und senken das Risiko, in einen Diabetes Typ 2 abzurutschen. Eine darüberhinausgehende restriktivere kohlenhydratarme Ernährung ergab bisher keine besonderen Vorteile für Frauen ab Fünfzig.

Gerade die dämpfende Wirkung auf die Stimmung macht diese Diät-Formen für Frauen in den Wechseljahren eher unattraktiv. Wenn Sie nicht grade zur Fraktion der Fleischesser gehören und für Sie ein Brot zum Ei und Pasta zur Soße gehören, dann sind Low Carb Diäten definitiv nichts für Sie. Auch wenn sie Vegetarierin (oder Veganerin) sind, kann es mit dieser Ernährungsform kompliziert werden.

Wer auf Kohlenhydrate verzichten will, bekommt fast schon automatisch zu wenig Ballaststoffe ab. Denn sie sind genau dort enthalten, was dann nicht auf dem Speiseplan stehen soll: In Vollkorngetreide und Hülsenfrüchten, in Obst und Gemüsen wie Karotten und

Pastinaken.

Sollten Sie sich bereits wegen einer trägen Verdauung Gedanken machen, ist Low Carb nicht unbedingt ideal. Zudem fehlt das Volumen an Nahrung, das macht es schwierig, den richtigen Sättigungszeitpunkt zu erkennen. Auch könnte es sein, dass Sie nun in den Wechseljahren leichter frösteln, wenn Ihre Nahrung wenig Kohlenhydrate enthält.

Als Einstiegsdiät macht sich Low Carb dagegen gut. Mehr Eiweiß bedeutet in vielen Fällen mehr Energie. Und sitzen erst einmal Hosen und Röcke wieder besser, bekommt auch Ihr Leben wieder neuen Schwung. Es spricht auch nichts dagegen, längere Zeit bei einer gemäßigten Form von Low Carb zu bleiben, wenn Sie diese Ernährungsform gut vertragen und auf frische, selbst zubereitete und ausgewogene Ernährung achten. Selbstkasteiung und Zwang dürfen dabei aber nicht aufkommen, denn die wiederum erzeugen kontraproduktiven Stress.

Kapitel 5: Die Freestyle Diät für Frauen in den Wechseljahren

Jetzt haben Sie zwei der angesagtesten Ernährungsformen einmal näher kennengelernt. Obwohl sie nur eingeschränkt für eine dauerhafte Ernährungsform geeignet scheinen, lassen sich daraus einige brauchbare Ideen ableiten. Erfahren Sie jetzt, wie Sie sich Ihre eigene Diät, beziehungsweise zukünftige Ernährungsform, selbst zusammenstellen können. Und zwar höchst individuell, gutgelaunt und ohne, dass die Sorge um die richtige Ernährung Ihr Leben bestimmen muss. Jenseits von Nahrung, Sport und Gewichtsproblemen gibt es einfach noch zu viele andere spannende Themen.

Daher verschwenden Sie Ihre Zeit nicht mit Ernährungs- und Trainingsplänen, es sei denn, sie sind (Hobby)Köchin, aktive Sportlerin oder Ernährungsberaterin. Arbeiten Sie die folgenden Aspekte in Ruhe durch und wägen Sie ab, worauf Sie sich einlassen können und wollen. Die Anregungen sind einfach in den Alltag zu integrieren und benötigen keine speziellen Pläne. Nachfolgend die vier Grundsätze, um erfolgreich abzunehmen!

Mit der Freestyle-Diät, oder schlichter ausgedrückt, einer dem Lebensalter angepassten Ernährungsumstellung gewinnen Sie auf unterschiedliche Weise: Sie essen, was

Ihnen Spaß macht und nehmen trotzdem ab.

Genau jetzt ist die richtige Zeit, neue Nahrungsmittel zu entdecken, zu experimentieren und herauszufinden, was Ihnen auf körperlicher und seelischer Ebene guttut.

Dabei müssen Sie nichts von heute auf morgen umstellen. Beim Bummel über den Wochenmarkt und dem Besuch bei den Gemüsehändlern unterschiedlicher Nationen finden Sie eine wunderbare, saisonale Auswahl. Jede Wette, auch Sie können noch das ein oder andere unbekannte Produkt für sich entdecken und in den Speiseplan aufnehmen. In den nachfolgenden vier Grundsätzen finden Sie alles, was Sie zur Umsetzung und dauerhaften Etablierung Ihrer künftigen Essgewohnheiten wissen müssen.

Nie wieder eine Diät!

Wie gut funktionieren Diäten?

Es geht um den Jo-Jo-Effekt. Fast jeder kennt ihn, manche bestimmt aus leidvoller Erfahrung. Immer noch sind Diäten hauptsächlich ein Frauenthema. Das können Umfragen und Statistiken eindrucksvoll belegen. Eine Forza Umfrage ergab, dass Frauen bis zu ihrem 70. Lebensjahr im Schnitt über sechs Jahre lang mit Diäten gelebt haben. Eine Umfrage des Nürnberger Marktforschungsunternehmens Konzept & Analyse zeigt, dass 72 Prozent der Frauen im Laufe ihres Lebens mindestens einmal eine Diät durchgeführt haben.

59 Prozent sind es bei den Männern. Überraschend ist, dass bereits die Hälfte aller Jugendlichen (14 - 17 Jahre) eine bis mehrere Diäten hinter sich haben. Die Hochzeit der Diäten bei Frauen liegt zwischen ihrem 20. und 30. Lebensjahr. Danach ist die Tendenz absteigend. Und zwar nicht nur, weil die meisten bis dahin einen Partner gefunden haben, sondern auch, weil Akzeptanz und Zufriedenheit mit dem eigenen Körper mit zunehmendem Alter steigen. Das sind gute Aussichten!

Noch etwas Statistik zu den Diäten. Eine interessante Untersuchung zur Wirksamkeit von Diäten zeigte auf, dass sich keine Diät gefunden hat, die besser funktioniert als eine andere. Auch im Hinblick auf eine dauerhafte Stabilisierung des Gewichts schneiden sie alle gleich (schlecht) ab.

Wichtig für den Erfolg einer Gewichtsreduzierung, sei allein eine tägliche Kalorienrestriktion zwischen 400 und 500 Kilokalorien sowie eine größtmögliche Akzeptanz aller damit einhergehenden Maßnahmen für die Bereiche Ernährung, Verhalten und Bewegung. Desillusionierend sind die Ergebnisse einer britischen Studie. Die Wahrscheinlichkeit, dass übergewichtige Frauen mit einer Diät ihr Normalgewicht erreichen, liegt bei 1 zu 124.

Bei Männern ist die Chance noch geringer (1:200). Die Wahrscheinlichkeit erfolgreich abzunehmen, sinkt mit jedem Kilogramm mehr Übergewicht. Zählt man die Tatsache hinzu, dass die meisten Frauen mehr als eine Diät hinter sich haben (und das nur, weil die Diät davor nicht erfolgreich war), muss man zu dem Schluss kommen, dass Diäten zum Abnehmen nicht gut geeignet sind.

Das King's College in London hat eine Untersuchung durchgeführt, bei der 176.000 übergewichtige Menschen über 10 Jahre hinweg beobachtet wurden. Sie alle haben versucht, fünf Prozent von ihrem Gewicht abzunehmen oder ihr Normalgewicht zu erreichen. Die Rückfallquote lag nach fünf Jahren bei 78 Prozent. Die Forscher kamen zu dem Schluss, dass alle gängigen Methoden wenig zielführend sind. Eine entsprechende Vorsorge sei immer noch am besten.

Selbstverständlich hilft das all jenen nicht weiter, die ihre überflüssigen, und zum Teil durch Diäten herangezüchteten, Kilos loswerden wollen. Wenn Sie immer noch nicht überzeugt sind, dass Diäten nichts bringen: Schauen Sie sich um, lesen Sie die werbenden Erfahrungsberichte bestimmter Diäten. Sie werden kaum etwas darüber lesen, ob das Gewicht nach einer Diät länger als zwei Jahre gehalten hat, noch seltener davon, wie es nach vier und fünf Jahre aussieht.

Studien und Umfragen

Eine kleine Auswahl an Studien zu diesem Themenkreis finden Sie im Quellennachweis. Wenn Sie nach Ernährungsstudien Ausschau halten, werden Sie zu einem Thema mindestens zwei Studien finden, die sich widersprechen.

Das ewige Leid von Ernährungsstudien: zu wenig Probanden, zu kurze Zeiträume, basieren lediglich auf Befragungen und immer die Frage: Wer hat den Auftrag erteilt? Dennoch, in diesen Fällen lässt sich eine Tendenz ableiten, die sich mit der erlebten Realität durchaus deckt. Die erwähnten Zahlen dienen lediglich der Stärkung Ihres Problembewusstseins zum Thema Diäten.

Kalorienbilanz: Grundumsatz und Leistungsumsatz beeinflussen

Das Einzige, was als gesichert gilt ist, dass Sie zum Abnehmen regelmäßig, am besten täglich, pro Tag 400 bis 500 Kilokalorien weniger aufnehmen sollten, als Sie verbrauchen.

Um herauszufinden, wo Ihr Bedarf liegt, können Sie Ihren Grundumsatz berechnen (siehe Kapitel 2.2.). Der Grundumsatz lässt sich nur sehr begrenzt willentlich erhöhen. Muskelaufbau, Aktivität, Schlaf und die Vermeidung von Hungersituationen sind Einflussfaktoren. Sie bringen für sich gesehen keine großen Summen an Kalorien. Es sind aber kleine Stellschrauben, mit denen sich zugunsten Energieverbrauch etwas verändern lässt. Sie werden im weiteren Verlauf sehen, dass es am Ende viele kleine individuelle Veränderungen sein werden, mit denen sich der Körper letztendlich doch überlisten lässt.
Zum Beispiel beim Grundumsatz:

- auf jeden Fall für Muskelerhalt sorgen!
- Übungen zum Muskelaufbau (besonders wichtig sind Rücken-, Nacken- und Bauchmuskulatur)
- nicht über längere Zeit hungern
- Mahlzeiten sollen sättigen
- wurden mehr als 500 kcal über mehrere Tage eingespart, einen normalen Essenstag einlegen
- ausreichend ungestörter Schlaf in der Nacht

(Schlafmangel verlangsamt auf Dauer den Grundumsatz)

- ein hoher Leistungsumsatz erhöht auf Dauer den Grundumsatz

Was sich wesentlich einfacher beeinflussen lässt als der Grundumsatz, ist der Leistungsumsatz. Der Leistungsumsatz wird mit dem PAL-Faktor angegeben. PAL steht für physical activity level. Der Tag lässt sich zum Beispiel in drei mal acht Stunden einteilen: Schlaf, Beruf, Freizeit. Jede Aktivität bekommt einen entsprechenden PAL-Faktor.

Für acht Stunden Schlafen rechnet man mit einem PAL Faktor von 0,95. Für acht Stunden Arbeit bekommt ein Bürojob den PAL-Wert 1,4. Für acht Stunden Freizeit, bei mäßiger Anstrengung, rechnet man mit einem PAL-Wert von 1,6. Nun werden alle drei PAL-Werte addiert und durch die Anzahl der Summanden, hier drei, geteilt.

Das Ergebnis, PAL 1,3 mit dem Grundumsatz in Kilokalorien multiplizieren. Das Ergebnis ist der persönliche Gesamtenergiebedarf pro Tag (24 Std). In unserem Beispiel wäre das, bei einem durchschnittlichen Grundumsatz von 1.500 kcal, ein Gesamtumsatz von 1.843 kcal. (0,95 + 1,4 + 1,6)/3 = 1,3 und 1,3 x 1.500 = 1.843
Keine Angst, für eine Gewichtsreduktion ist es nicht erforderlich, all diese Dinge zu wissen, auszurechnen und sich danach zu richten. Dennoch ist es interessant zu

sehen, wie diese Werte zustande kommen. Vielleicht ist ja die ein oder andere unter Ihnen, die es gerne ganz genau wissen will. Für Frauen zwischen 51 und 65 Jahren werden als Mittelwert für den Grundumsatz 1.220 Kilokalorien genommen.

Wie lässt sich der Leistungsumsatz erhöhen? Sie ahnen es bereits. Doch es muss nicht immer Sport sein.

"Jeder Gang macht schlank", ein alter Spruch, mit wahrem Kern. An dieser Stelle nur so viel dazu, jede zusätzliche Bewegung bringt Kalorien auf die richtige Seite der Kalorienbilanz.

Suchen Sie sich etwas aus:
(äußere thermische Einflüsse zählen zum Leistungsumsatz)

- Krafttraining, Ausdauertraining
- mehr Bewegung im Alltag
- Sauna, Kneipp-Anwendungen
- öfter mal eine kalte Dusche
- die Heizung im Winter um einen Grad niedriger einstellen
- ein Glas eiskaltes Wasser trinken (Vorsicht: nicht direkt vor, zu oder nach einer Mahlzeit! Kann bei einigen Kopf- und Magenschmerzen verursachen!)
- scharfes Essen: Chili, Capsaicin; Ingwer, Gingerol. (Vorsicht: Viel hilft nicht viel! Auf Verträglichkeit achten!)

Auch wenn hier viele Zahlen genannt wurden, verfangen Sie sich nicht in Zahlen. Zum Abnehmen sollten Sie keine Rolle spielen. Kalorienzählen ist lebensfremd, essen und sich bewegen, das ist leben! Mit etwas Hintergrundwissen und ein Gespür für den eigenen Körper, werden Sie das richtige tun, um abzunehmen. Das war die "Verbraucherseite" der Energiebilanz.

Natürlich spielt es auch eine entscheidende Rolle, was "reinkommt". Schließlich ist die Ernährung das Hauptthema aller Diäten. Darum geht es in den nächsten drei Kapiteln.

Fazit:

Nie mehr Diät! Versuchen Sie Ihren Grundumsatz zu erhöhen oder mindestens zu halten. Womit sich das beeinflussen lässt, wissen Sie ja nun. Erhöhen Sie auf jeden Fall den Leistungsumsatz! Letzteres am besten mit vermehrten Aktivitäten, die Sie mühelos in Ihren Alltag integrieren können und/oder durch Sport, der Ihnen Spaß macht.

Essenspausen einlegen!

- Pausenzeiten sind wichtig für die Verdauung und den Stoffwechsel!

Aus diesem Grund wurde das Thema Intervallfasten als Diät bereits näher beschrieben. Einiges daraus lässt sich sehr gut für eine individuelle Freestyle Diät anwenden. Intervallfasten scheint nicht jedem zu liegen, muss es auch nicht. Es geht darum, sich das Beste aus diesen Erkenntnissen herauszunehmen. Besonders, wenn Sie zu der Fraktion der Snacker gehören. Wenn Sie immer irgendetwas Essbares greifbar haben, vielleicht oft völlig unbewusst. Wenn Ihnen Erklärungen wie, "Mein Blutzuckerspiegel ist unten, ich brauch jetzt einfach mal ...", bekannt vorkommen, dann ist das ein wichtiger Absatz für Sie.

Im Kapitel Intervallfasten wurde es beschrieben, allein mit Ihren Energiespeichern verfügen Sie über Energie im Wert von rund 2.000 Kilokalorien. Wer einen gesunden Stoffwechsel hat, dürfte selbst mit nur einer vernünftigen Kohlenhydratmahlzeit bestens über den Tag kommen. Bei Erkrankungen, Störungen des Stoffwechsels sowie bei bestimmten Medikationen gelten andere Regeln und die sollten jeweils ärztlich abgeklärt werden.

Folgende Erkenntnisse lassen sich bei Gefallen und je nach Gusto in den Alltag integrieren, ohne ein bestimmtes Intervallfasten Programm durchführen zu müssen:
Das ständige Snacken abgewöhnen!

(Dazu zählen süße, kalorienhaltige Getränke, wie Limonaden und Säfte!) Wenn Sie zu den Naschkatzen gehören, ergeht es Ihnen vielleicht ähnlich, wie Rauchern, die sich das Rauchen abgewöhnen. Anfangs fehlt etwas. Das Belohnungszentrum erlebt eine Enttäuschung. Es wird regelrechte Zeitlöcher geben, in denen Sie sich leer und etwas hilflos fühlen. Einige Raucher können am besten von heute auf morgen mit dem Rauchen aufhören, andere bevorzugen eine schrittweise Reduzierung des Zigarettenkonsums. Verfahren Sie, wie es Ihnen am besten passt. Überlegen Sie sich kleine Routinen, mit denen Sie statt Kekse, Riegel und Cola zu konsumieren, die diese leeren Zeiteinheiten auffüllen.

Das kann der Genuss eines besonderen Tees (ungesüßt) sein, ein kleiner Rundgang, ein Sudoku, ein Telefonat mit den Liebsten oder eine kleine Meditationseinheit.

Folgende Vorstellung kann den Vorsatz möglicherweise beflügeln: Stellen Sie sich vor, dass all Ihre unermüdlich arbeitenden Zellen und Moleküle zwischen den Mahlzeiten endlich mal Zeit für sich haben werden.

Genügend Zeit, sauberzumachen und sich um die eigenen Belange zu kümmern. Da wollen Sie nicht stören. Das klingt eventuell für einige etwas albern, doch mit ein wenig Empathie und Fantasie können diese Bilder definitiv hilfreich sein.

Intervallfasten, nur fünf Stunden!

Essen Sie morgens, mittags und abends. Zwischen diesen Mahlzeiten liegen in der Regel mindestens vier bis fünf Stunden. Das ist freie Zeit für Sie, weil Sie sich nicht um das Essen sorgen müssen. Freie Zeit auch für die Magensäfte und Enzyme, sich in Ruhe um die Verdauung zu kümmern.

Achtung, für alle nächtlichen Kühlschranktäterinnen!

Wenn das Naschen während des Tages schon nicht besonders günstig ist, so ist der nächtliche Gang zum Kühlschrank mindestens doppelt kontraproduktiv. Denn während der nächtlichen Ruhezeit ist der Körper definitiv nicht darauf eingestellt, Nahrung in Empfang zu nehmen. Fatalerweise bringt das viele Hormone durcheinander.

Gerade das können Frauen in den Wechseljahren am wenigstens gebrauchen. Hormone, wie Melatonin (Schlafhormon), Ghrelin (Wachstumshormon) und Leptin (Sättigungshormon) richten sich nach dem Biorhythmus und umgekehrt beeinflussen Hormone den Biorhythmus.

Dieser bestimmt die Arbeitszeiten der Hormone mit. Ein

nächtlicher Gang zum Kühlschrank bringt das ganze System durcheinander. Unbedingt abgewöhnen!

Intervallfasten ganz locker nach Belieben

Im Kapitel Intervallfasten haben Sie gelesen, dass eine ausgelassene Mahlzeit am Tag nicht schadet. Eben so wenig ein Tag, an dem Sie kaum etwas essen. Wichtig ist lediglich, dass Sie den Zeitraum von einer Woche im Blick haben und sich innerhalb dieser Zeit zwischendurch immer wieder richtig satt essen (nicht pappsatt!). So kommt Ihr Körper gar nicht erst auf den Gedanken, dass eine Hungerperiode ansteht und deshalb der Grundumsatz gesenkt werden muss.

- Sie können, ohne Schaden zu nehmen, an einem Tag in der Woche den Fasten-Rhythmus 16:8 (10:14, 11:13, ... etc.) durchführen, vielleicht an zwei oder fünf Tagen.

- Fasten Sie einen ganzen Tag einmal in der Woche, alle zwei Wochen oder einmal im Monat. - Reduzieren Sie hin und wieder die drei täglichen Mahlzeiten auf zwei oder eins.

- Wenn Sie eine Woche lang täglich knapp unter Ihrem Bedarf geblieben sind, freuen Sie sich auf einen Schlemmertag zwischendurch. Das hebt die Laune und verhindert den Hungermodus.

Wichtig bei dieser lockeren Art des Intervallfastens ist lediglich, dass es Ihnen bekommt und sich einfach in Ihren Alltag einfügt.

Heilfasten

Heilfastenkuren sind die Klassiker des Fastens. Die Mayr-Kur, Heilfasten nach Buchinger, Schroth-Kur und Basenfasten, das sind beliebte Kuren, die meistens über ein bis zwei Wochen gehen. Sie haben den besten Effekt, wenn sie ärztlich in einem Kurhaus begleitet werden. Eine Fastenkur ist nicht zum Abnehmen geeignet. Für diejenigen, die sich damit anfreunden können, kann es jedoch ein guter Start sein, um zukünftig bewusster mit der Ernährung umzugehen. Die "Arbeit" an einer nachhaltigen Gewichtsreduktion beginnt erst nach der Kur.

Für manche sind Fastenkuren in einem ein- oder zwei-jährlichen Abstand jedes Mal ein mentaler und körperlicher Reset, den sie nicht missen wollen. Für andere ist es lediglich eine qualvolle Zeit. Wie gut, dass es so viele Möglichkeiten gibt, Essenspausen einzulegen!

Fazit

Behalten Sie im Auge, dass unser Jahrtausende alter genetischer Code nicht darauf programmiert ist, ständig und zu viel Nahrung zu bekommen. Beachten Sie, dass der Körper bei längeren Kalorienrestriktionen sehr nachtragend reagiert. Wie Sie sich die Essenspausen einteilen, ist Ihre Sache. Längere Fastenzeiten sollte jedoch nur mit fachlicher Begleitung durchgeführt werden.

Darmpflege, wichtig für die Figur!

Schönheit kommt von innen

Zahn-, Haar-, Nagel- und Körperpflege, wie viel Zeit und Geld investieren Sie dafür? Den Darm kann man leider nicht sehen, man spürt ihn erst, wenn etwas nicht stimmt. Dabei ist sein Einfluss weitreichend und geht weit über die reine Verdauungsarbeit hinaus. Nachfolgend einige Fakten, die dafür sorgen werden, dass Sie Ihrem Darm zukünftig mindestens genau so viel Aufmerksamkeit zuteilwerden lassen, wie die Auswahl ihrer nächsten Hautcreme.

Der Darm und seine Aufgaben

Der Dünndarm transportiert den Nahrungsbrei Richtung Dickdarm. Dabei wird die Nahrung mithilfe von Enzymen weiter verdaut und eingedickt. Glukose, Aminosäuren und Fettsäuren gelangen hier durch die Darmwand ins Blut und in die Lymphe. Um den Dünndarm herum werden viele Hormone sezerniert, die für die Darmbewegungen, die Magensäure und Verdauungsenzyme zuständig sind. Sie stehen in enger Verbindung mit dem zentralen Nervensystem. Interessant ist, dass hier ebenfalls Serotonin hergestellt wird. Direkt vor Ort spielt es eine Rolle bei der Darmbewegung, dem Appetit und dem Schmerzempfinden. Das Serotonin gelangt aber auch bis zum Gehirn und kann dort die Stimmung beeinflussen.

Umgekehrt haben Stimmungen Einfluss auf die Befindlichkeiten im Darm. Der eingedickte Rest des Nahrungsbreis gelangt in den Dickdarm.

Der fast unbrauchbare Rest wird dort weiter eingedickt und von den ansässigen Bakterien zersetzt. Einige Bakterienarten können sogar Vitamine, wie Biotin, Folsäure, Vitamin B2, B12 und K produzieren. Allein die Bakterien im Dickdarm wiegen rund eineinhalb Kilogramm. Und wie lange dauert es, bis die Nahrung als Kot den Körper verlässt? Im Dünndarm verweilt die Nahrung rund acht Stunden, im Dickdarm bis zu 30 Stunden. Insgesamt dauert es vom Mund bis zur Ausscheidung, je nach Art der Nahrung, 30 bis 45 Stunden. Um den Darm herum befindet sich das darmassoziierte lymphatische Gewebe. Hier werden die meisten Antikörper produziert und Immunzellen ausgebildet.

Was denkt der Darm?

Eine weitere Besonderheit ist das Darm-Hirn, das enterische Nervensystem (ENS). In der Darmregion befinden sich in etwa so viele Nervenzellen wie im Gehirn eines großen Hundes. Die Darm-Hirn-Achse ist eine wichtige Datenleitung. Rund 90 Prozent der Informationen gehen vom Darm aus in Richtung Gehirn. Allein die Meldungen von Giftstoffen und die Signale über den

Füllungsstand können diese betriebsame Datenleitung nicht rechtfertigen.

Der Einfluss unseres Darmes auf die Psyche scheint groß zu sein. In den letzten Jahren hat sich ein neuer Wissenschaftszweig gebildet, die Neurogastroenterologie. Sie befasst sich mit diesem Thema. Denn bisher ist noch nicht viel darüber bekannt. Man darf gespannt sein.
Wer an dieser Unterhaltung noch teilnimmt, ist die Darmflora, das Mikrobiom, bestehend aus über tausend Bakterienarten. Davon besitzt jeder Mensch mindestens 160 unterschiedliche Arten. Sie sind nicht nur dafür zuständig, die letzten Nahrungsreste zu zersetzen.

Sie kommunizieren über die Darm-Hirn-Achse und nehmen Einfluss auf Hunger- und Sattgefühle, auf die Stimmung und darauf, wie der Mensch mit Stress umgeht (Stressresilienz).

Dieser kurze Ausflug in die Körpermitte hat gezeigt, dass der Darm nicht nur mit der Verdauung in Verbindung gebracht werden kann. Sein Einfluss reicht weit darüber hinaus. Vergleichbar mit der Annahme, dass eine Gewichtsreduzierung in erster Linie mit der Ernährung zusammenhängt. Aber schon bald die Einsicht folgt, dass ein nachhaltiges Abnehmen zu einem großen Teil von der psychischen Verfassung und der mentalen Einstellung abhängt.

Fazit

Keine Frage, der Darm verdient eine liebevolle Pflege und Aufmerksamkeit. Im nächsten Abschnitt mehr darüber, für welche Leckerbissen er besonders empfänglich ist.

Der Darm beeinflusst die Psyche und die Psyche kann den Darm, und sogar die Besiedelung der Darmflora, beeinflussen. So fand man zum Beispiel einen Zusammenhang zwischen chronischem Stress und dem Rückgang der Artenvielfalt der Bakterienstämme im Darm.

Das Richtige essen!

Rosinenpickerei

Gerade im ersten Abschnitt dieses Kapitels haben Sie den Diäten abgeschworen, für immer! Das ist gut so. Eine Frau in den Wechseljahren hat definitiv andere, wichtigere Dinge zu tun als Nahrungsmittel abzuwiegen, Kohlenhydratanteile und Kalorien zu addieren. Und nein, Rosinen helfen gewiss nicht beim Abnehmen. Gemeint ist vielmehr, dass Sie sich das jeweils für Sie Beste und Erfolgversprechendste aus den ganzen Diäten herauspicken können. In Bezug auf die Auswahl der Nahrungsmittel haben die Low Carb Diät, die Mittelmeerdiät und die Volumetrics Diät einiges zu bieten. Natürlich können Sie sich selbst noch nach weiteren Rosinen umschauen. Spätestens nach der Lektüre dieses Büchleins wissen Sie ja, worauf es dabei ankommt.

Gute Kohlenhydrate

Gerade im Alter vor der Menopause, also dann, wenn die Hormone sich noch alle neu justieren müssen, scheint es unangebracht auf Kohlenhydrate zu verzichten. Denn sie sind und bleiben "Soulfood". Für viele ist ein Nudelgericht ein unverzichtbares Gute-Laune-Essen. Genauso wie eine Scheibe frisch gebackenes Brot oder ein schlotziges

Risotto. Eine strikte Low Carb Diät scheint da eher kontraproduktiv zu sein.

Denn, wie Sie später noch erfahren werden, hat gerade die Psyche einen großen Einfluss auf die Figur. Wer sich die Low Carb Diäten einmal näher anschaut, stellt fest, dass sie alle einen kleinsten gemeinsamen Nenner haben. Das ist die weitestgehende Vermeidung leerer Kohlenhydrate. Sie bringen dem Körper keine weiteren Vorteile, außer rund vier Kilokalorien pro Gramm. Zucker und Weißmehl stellen ihre Energie zwar schnell zur Verfügung, doch der Preis ist auf Dauer hoch.

Dass Zucker und Co etwas schneller ins Blut gelangen, bring lediglich bei einer ernsthaften Unterzuckerung Vorteile. Ansonsten sind ein schneller und vor allem hoher Blutzuckeranstieg mit den Folgen eine gesteigerten Insulinausschüttung eher nachteilig. So schnell wie der Blutzuckerspiegel ansteigt, sinkt er auch wieder. Das verursacht den wohlbekannten Heißhunger.

Ein unguter Kreislauf beginnt. Von den Low Carb Diäten lässt sich folgendes übernehmen: Lebensmittel mit hohen Zucker- und Weißmehlanteilen sollten möglichst oft durch Vollkornprodukte und Gemüse ersetzt werden. Wenn Nudeln für Sie unverzichtbar sind und es manchmal ein Baguette sein muss, genießen sie es weiterhin. Es muss ja nicht jeden Tag sein. Ein einfacher Trick: Kombinieren sie Weißmehl Produkte mit faserreichem Gemüse oder Salat, das bremst den Blutzuckeranstieg ab.

Zucker und zuckerhaltige Produkte sind ein Thema für sich. Sie haben bereits viel geschafft, wenn Sie auf zuckerhaltige Getränke weitestgehend verzichten können. Nie gelangen Kalorien so unbemerkt und leicht in den Körper, wie mit stark gesüßten Getränken. Haben Sie zuvor viel davon konsumiert, geben Sie sich etwas Zeit zum Abgewöhnen. Die isolierte, starke Süße lässt sich ganz gut abtrainieren. Suchen Sie sich Ersatzgetränke mit einem attraktiven Eigengeschmack, wie Tee und Eistee aus Zitronenverbene oder Minze.

Peppen Sie Ihr stilles Wasser mit Eiswürfeln, Limettenscheiben oder Zitronenmelisse auf. Nach ein paar Wochen werden Sie die natürliche Süße von Obst und einigen Gemüsesorten wieder mehr zu schätzen wissen. Ein Stück Torte oder ein dicker Eisbecher sollten weiter zu ihren wöchentlichen Höhepunkten zählen dürfen, wenn es Sie glücklich stimmt. Es macht wie immer die Dosis das Gift.

Gesunde Fette

Gesunde Fette spielen eine wichtige Rolle für die Zellgesundheit, die Verwertbarkeit von Vitaminen und für den Zusammenbau von Hormonen. Low Fat ist da nicht gerade die beste Idee. Besser, man schaut auf die Qualität der Fette. Ein leuchtendes Beispiel, mit köstlichen Rezepten ist die Mittelmeerdiät. Als einzige Diät hat sie es geschafft in die Liste der UNESCO Weltkulturerbe Güter zu gelangen.

Mehrere medizinische Studien haben gezeigt, dass mit dieser Ernährungsform eine höhere Lebenserwartung und ein geringeres Risiko für Diabetes und Herz-Kreislauferkrankungen einhergeht. Das hat viel mit den gesunden Fetten zu tun, die bei dieser Ernährung im Mittelpunkt stehen.

Die einzelnen Fette sind biochemisch recht kompliziert aufgebaut. Sie unterscheiden sich durch die Kettenlänge (kurz- und langkettig), den Sättigungsgrad (gesättigt, ungesättigt), an welchen Stellen der Kette sie ungesättigt sind (Omega-3, Omega-6) und ob sie essentiell oder nicht essentiell sind.
Fette bringen dem Körper mit rund neun Kilokalorien doppelt so viel Energie, wie Eiweiß und Kohlenhydrate.

Sie sättigen dementsprechend mehr und ebenfalls positiv zu bewerten ist ihre Eigenschaft, Träger von Geschmacksstoffen zu sein. Ohne weiter in die Biochemie einzusteigen, lässt sich festhalten, dass die wertvollen Fette, die ungesättigten, mehrfach ungesättigten und essentiellen Fettsäuren hauptsächlich in Pflanzenölen, Nüssen, Samen und fetten Fischen enthalten sind.

- Bei der Mittelmeerdiät werden folgende Nahrungsmittel für den täglichen Verzehr empfohlen:

Vollkornprodukte, frisches Gemüse, Hülsenfrüchte, Nüsse, Samen, Knoblauch, Zwiebeln, Kräuter, Früchte, Joghurt, Käse und Olivenöl.

- Täglich bis mindestens einmal wöchentlich:
Eier, Fische und Meeresfrüchte sowie in Maßen Nudeln, Reis, Weißbrot und Rotwein.

Das ist eine mehr als appetitliche Diät! Mit dieser Auswahl sind alle wichtigen Fettsäuren abgedeckt. Darüber hinaus gibt es jede Menge an gesunden Mikronährstoffen. Auf jeden Fall lohnt es sich, häufiger mal nach Rezepten aus der Mittelmeerküche Ausschau zu halten. Auch die gehärteten Fette, noch vor einigen Jahren gesundheitlich auf der roten Liste, sind inzwischen rehabilitiert.

Im Grunde haben die ganzen Keto- und Paleo Diäten den Blick auf die gesättigten Fette etwas geweitet. Obwohl es immer wieder zu widersprüchlichen Studien kommt, so lässt sich festhalten, dass natürliche gesättigte Fettsäuren, zum Beispiel in Butter und Kokosfett, keinen negativen Einfluss auf den Cholesterinspiegel haben, eher das Gegenteil ist der Fall. Das einzige Fett, welches einen negativen Einfluss auf die Gesundheit hat, sind die gehärteten Fette, die sogenannten Transfette. In der Natur kommen sie nicht vor.

Dafür werden flüssige Fette, meist pflanzliche Öle, künstlich gehärtet. Zum Beispiel um industriell hergestellten

Backwahren, Tiefkühlgerichte und Fertiggerichte haltbarer und ihre Konsistenz geschmeidiger zu machen.

Ballaststoffe

Wenn Sie bei Ihrer Ernährung auf ausreichend Ballaststoffe achten, haben Sie gleich zwei Vorteile: Erstens, Sie betreiben aktive Darmpflege. Zweitens, Sie puschen Ihr Sättigungsgefühl bei weniger Kalorienzufuhr. Letzteres ist ein Aspekt, der besonders wichtig beim Abnehmen ist. Satt werden und dennoch nicht zu viel Kalorien aufzunehmen. Sattwerden ist wichtig für die Stimmungslage.

Die wiederum spielt beim Abnehmen eine Rolle. Das Sättigungsgefühl ist von vielen Faktoren abhängig. Die Magenfüllung, die Energiedichte der Nahrung, der Blutzuckerspiegel, der Stoffwechselaufwand, die Stimmungslage und der Biorhythmus, das sind alles Parameter, die beeinflussen, ob Sie sich satt fühlen oder nicht.

Da passt die Volumetrics Diät, ein wenig jedenfalls. Da dreht sich alles um ein optimales Verhältnis der Kalorien zum Volumen. Es kommt auf die Kaloriendichte an. Lebensmittel mit einem hohen Wassergehalt, wie zum Beispiel Salat sättigen besser als zum Beispiel Schokolade mit dem gleichen Kalorienwert.

100 g Salat mit 13 kcal steht gegen 3 Gramm Schokolade mit 13 kcal. Sehr wahrscheinlich wird der Salat mehr sättigen als die homöopathische Dosis Schokolade. Mit diesem Blick auf die Lebensmittel soll man, laut Volumetrics, zufrieden mit 1.300 Kilokalorien über den Tag kommen, ohne zu hungern.

Das ist in dieser Form inzwischen widerlegt und auch gefährlich. Widerlegt, weil der Sättigungseffekt von mehreren Faktoren abhängig ist und nicht nur vom Füllungsgrad des Magens. Gefährlich, weil damit zu wenig Kalorien zugeführt werden.

Was sich jedoch aus dieser Diät herauspicken lässt, ist der Fokus auf die Ballaststoffe, weil sie als Füllstoff zum Sättigungsgefühl beitragen. Außerdem unterstützen sie die Darmbewegung und sind den Darmbakterien eine hochwertige Nahrungsquelle. Die Darmbakterien werden dies durch eine positive Beeinflussung des Immunsystem und des Nervensystems danken.

Mit all ihren Eigenschaften wirken Ballaststoffe positiv auf die Blutfettwerte, den Blutzuckerspiegel und den Blutdruck aus und helfen, giftige Stoffe auszuleiten. Ballaststoffe werden allgemein als unverdauliche Nahrungsbestandteile bezeichnet und zu den Kohlenhydraten gezählt. Leider sind sie in unserer heutigen Ernährung stark unterrepräsentiert.

Laut Empfehlung der DGE sollten täglich zwischen 30 und 40 Gramm verzehrt werden. Gerade Frauen im Alter ab 50 klagen häufig unter Darmträgheit. Daher unbedingt auf eine ausreichende Zufuhr an Ballaststoffen achten! Bei einer ballaststoffreichen Ernährung, genügend Wasser zu trinken, ansonsten kann es zu Verstopfungen führen!

Es gibt zwei Arten von Ballaststoffen, die wasserlöslichen und die wasserunlöslichen Ballaststoffe:

Die wasserunlöslichen Ballaststoffe, meist Cellulose und Lignin sind in Vollkorngetreide, in Pilzen und Hülsenfrüchten vorhanden. Sie binden weniger Wasser als die löslichen Ballaststoffe. Dafür vergrößern sie das Stuhlvolumen, weil sie nicht von den Bakterien abgebaut werden. Außerdem brin gen Sie dem Körper null Kalorien. Sie sind unverzichtbar für die Sättigung und die Passagegeschwindigkeit.

Folgende Nahrungsmittel enthalten besonders hohe Anteile an wasserunlöslichen Ballaststoffen:

- sämtliches Vollkorngetreideprodukte (besonders hoher Anteil in Roggen!)
- sämtliche Gemüse und Obstsorten
- Hülsenfrüchte
- Nüsse und Samen
- Pilze

Zu den löslichen Ballaststoffen zählen Pektin, Inulin

und Oligofruktose aus Obst und Gemüse. Sie bringen es gerade einmal auf 1,5 bis 2,5 Kilokalorien je Gramm. Sie können Wasser binden und machen den Stuhl dadurch weicher. Sie sind bei den guten Darmbakterien heiß begehrt. Eine Besiedelung der Darmflora mit vielen guten Bakterienstämmen hat viele Vorteile für die Gesundheit und das Normalgewicht.

Folgende Nahrungsmittel enthalten besonders hohe Anteile an wasserlöslichen Ballaststoffen:

- Schalen und Kerne von Äpfeln; Birnen und Beeren
- Pflaumen, Aprikosen
- Hafer, Gerste
- Topinambur, Chicorée, Artischocken, Schwarzwurzeln, Knoblauch, Zwiebeln
- Algen, Agar-Agar
- Leinsamen, Flohsamenschalen, Chiasamen

Pro- und Präbiotika

Zum Thema Darm und Ernährung gehören die Präbiotika und Probiotika unbedingt dazu. Als Präbiotika werden die löslichen Ballaststoffe bezeichnet. Sie enthalten keine lebenden Organismen, dienen aber den Darmbakterien als Nahrung. Sie fördern die Besiedelung der guten Darmbakterien. Sie besetzen die Bindungsstellen, an denen gesundheitsschädlichen Bakterien ansonsten ihren Platz fänden.

Präbiotika regen das Wachstum der Bifidobakterien und Laktobazillen an. Sie senken den pH-Wert im Darm. Das wiederum garantiert eine gute Löslichkeit für wichtige Mineralstoffe. Gerade in der zweiten Lebenshälfte ist eine ausreichende Zufuhr an Kalzium und Magnesium wichtig. Probiotika sind lebende Bakterienstämme, die dem Körper über bestimmte Lebensmittel zugeführt werden.

Bekannt sind sie durch das reichhaltige Angebot probiotischer Joghurtdrinks im Kühlregal der Supermärkte geworden. Verzehrt wurden sie schon vor vielen Jahrhunderten, da die Fermentation schon immer ein geschätzter Vorgang zum haltbar machen war. Es geht um Milchsäurebakterien und Hefen.

Folgende Nahrungsmittel zählen zu den besonders wertvollen Probiotika:

- frischer Naturjoghurt
- Kefir
- Kombucha
- Natur Apfelessig
- Sauerkraut
- saure Gurken
- Kimchi
- einige reife Käsesorten (Gruyère, Gorgonzola, Gouda, Parmesan, ...)
- Miso
- Tempeh (aus fermentierten Sojabohnen)

Es gibt keine wissenschaftliche Bestätigung, dass Nahrungsmittel, denen Probiotika zugefügt wurden oder dass probiotischen Nahrungsergänzungsmittel einen positiven Einfluss auf die Darmflora haben.

Wenn Sie ausreichend natürliche Probiotika in ihre Ernährung mit einbeziehen, sind sie auf der sicheren Seite. Außerdem profitieren Sie kulinarisch von den köstlichen Lebensmitteln.

Fazit

Das waren ein paar Beispiele dafür, wie Sie sich Ihre eigene Freestyle Diät aufbauen können. Bis hier hin ist Ihre Diät geleitet von den Anregungen: ie wieder eine Diät! Esspausen nach Gefühl einlegen! Den Darm gut pflegen! Mit den "richtigen" Lebensmitteln genussvoll sattwerden! Unterstützen Sie Ihr Vorhaben zusätzlich mit einigen Anregungen aus den nachfolgenden Kapiteln in Bezug auf Bewegung, Verhalten und Psyche.

Kapitel 6: Kleine Veränderungen im Lebensstil bringen nachhaltig Erfolge auf der Waage

Der menschliche Körper ist eine Wundermaschine! Alles hängt mit Allem zusammen. Blut- und Nervenbahnen sorgen dafür, dass sämtliche Teile des Körpers miteinander kommunizieren können. Die Nahrung, die wir aufnehmen, wird bis ins kleinste Molekül verwertet und verteilt. Der Darm ist, neben der Haut, ein Riesenorgan, durch dessen Wände permanent Stoffe von außen in unser Innerstes (ins Blut) gelangen. Dort reagiert man sofort. Hormone strömen durchs Blut, die wiederum andere Hormone und Botenstoffe aktivieren.

Damit werden Reaktionen ausgelöst, die sowohl die Stimmung als auch den Knochenaufbau im kleinen Zeh beeinflussen. Meistens funktioniert die Beeinflussung in beide Richtungen, weil es sich um Kreisläufe handelt. So kann zum Beispiel eine vergnügte Stimmungslage über die Hormone Einfluss auf den Stoffwechsel nehmen. Nicht zuletzt aufgrund dieser raffinierten Informationsflüsse ist der Körper ein Meister der Kompensation.

Sobald irgendwo etwas fehlt oder zu viel ist, werden Maßnahmen eingeleitet, um den Betrieb trotzdem störungsfrei aufrecht zu erhalten. Eindrucksvoll bekommt man das in Zeiten großer Hormonumwälzungen mit, zum Beispiel in den Wechseljahren.

Es dauert seine Zeit, bis sich alle Funktionskreise im Körper daran gewöhnt haben, dass sie zukünftig ohne Östrogene auskommen müssen. Doch erfahrungsgemäß funktioniert das in den meisten Fällen ganz gut. Diese Vorrede soll Ihnen aufzeigen, wie effektvoll selbst winzige Veränderungen sein können. Auch wenn sich ein konkreter Zusammenhang zunächst gar nicht erkennen lässt. Da ist die eigene Einstellung zum Körper genauso von Bedeutung, wie die Fähigkeit, genussvoll zu essen. Andersherum lässt sich die Stimmung durch einfache Bewegungsmuster und guten Schlaf beeinflussen.

Bewegung, Muskelerhalt (Muskelaufbau)

Bevor eventuelle Sportmuffel jetzt gleich zum nächsten Absatz übergehen: Warten Sie, genau für Sie sind diese Zeilen geschrieben! Wer sich sowieso gern bewegt und regelmäßig irgendeinen Sport betreibt, benötigt folgende Tipps eher nicht. Eine Tatsache, die bei vielen Abnehm-Programmen gar nicht thematisiert wird, ist der Umstand, dass es nun mal einigen Menschen nicht liegt, Sport zu treiben. Meistens sind sie daran zu erkennen, dass sie in ihrem Leben schon etliche Kurse, vom Bauchtanz bis zum Spinning ausprobiert haben.

Dass sie schon häufiger Phasen hatten, in denen sie jeden Tag gelaufen (gejoggt) sind, bis es auf einmal, nach drei Wochen oder zwei Monaten kein Thema mehr war. Wenn bei Ihnen in all den Jahrzehnten der Sportfunke niemals richtig zünden konnte, wird mit hoher Wahrscheinlichkeit das nächste Sportprogramm ebenfalls im Sande verlaufen. Das muss man irgendwann realistisch sehen. Denn letztendlich kann man auch mit sportlichen Trainingsprogrammen zum Abnehmen in eine Jo-Jo-Falle geraten. In diesem Fall nur von der Energie-Verbraucherseite aus gesehen.

Der erste wichtige Schritt ist getan, indem Sie dies für sich akzeptieren. Denn wir Menschen sind nun mal unterschiedlich.

Die eine mag Salate, die andere liebt Eintöpfe, die eine mag gesellige Zusammenkünfte, die andere verschlingt ein Buch nach dem anderen. Wir sind alle anders, und das ist gut so.

Also akzeptieren Sie das zunächst einmal ein Sportmuffel zu sein. Der erste angenehme Begleiteffekt: Das unterschwellige unangenehme Gefühl verschwindet. Ein von Zeit zu Zeit aufkeimendes Gefühl von Versagen, nicht willensstark und ehrgeizig genug zu sein, um regelmäßig irgendeinen Sport zu treiben. Gut, doch mit der Akzeptanz ein Sportmuffel zu sein ist es nicht getan.

Für die Gesundheit und für ein gesundes Gewicht ist es unerlässlich, die Muskeln zu erhalten, gegebenenfalls aufzubauen und in Bewegung zu bleiben. Was tun? Der normale Alltag bietet genug Herausforderungen. Treppen statt Lift. Kleine Wege zu Fuß gehen. Sie kennen das. Nachfolgend noch weitere Tipps, an die Sie bisher vielleicht noch nicht gedacht haben:

Morgens die Gelenke zählen ...

Diese Tätigkeiten können im und am Bett erledigt werden. Gehen Sie morgens im Bett und beim Aufstehen all Ihre Gelenke durch. Machen Sie diese Art von Bestandsaufnahme zu Ihrer morgendlichen Routine. Bewegen Sie nacheinander die Gelenke, im Rahmen

der jeweiligen Möglichkeiten, in sämtliche Richtungen. Beginnen Sie beim Kopf-Wirbelsäulengelenk und arbeiten sich langsam nach unten: Schultern, Wirbelsäule, Ellenbogen, Handgelenke, Fingergelenke, Hüftgelenke, Kniegelenke, Sprunggelenke und die Zehengelenke.
Sie verfügen über rund 100 echte Gelenke. Nicht jedes davon lässt sich einzeln bewusst bewegen. Wenn Sie auf 50 kommen, sind Sie schon ganz gut.

- ... und abends die Muskeln

Eine wunderschöne Einschlafübung: Sie liegen auf dem Rücken. Spannen Sie nach und nach, von Kopf bis Fuß, alle Muskelgruppen einzeln fest an. Vergessen Sie dabei nicht die Brustmuskeln, die Schließmuskeln, die Gesichts und Halsmuskeln.

Halten Sie die Spannung für ein bis zwei Atemzüge, dann lassen Sie los. Spannen Sie jetzt alle Muskeln zusammen fest an. Halten Sie die Spannung wieder etwas an und entspannen wieder. Spüren sie dem wunderbaren entspannten Gefühl nach. Sie werden diese kleine Übung genießen! Den letzten Schritt können Sie ein paar Mal wiederholen und mit der letzten Entspannung wunderbar einschlafen.

Alltagstraining

Putzen Sie sich auf einem Bein stehend die Zähne. Bei einer sitzenden Tätigkeit stellen Sie sich zwischendurch hin, um etwas durchzulesen oder während Sie telefonieren. Vielleicht haben Sie sogar ein Stehpult zur Verfügung. Nutzen Sie die Gelegenheit, wenn Sie schwerere Lasten tragen müssen. Versuchen Sie dabei, eine gesunde Haltung einzunehmen. Stemmen Sie die zwei Einkaufstüten ruhig mehrmals hoch bis zur Ablage.

Vor dem Fernseher können Sie mal das eine, mal das andere Bein gestreckt anheben, sodass Ihre Bauchmuskeln arbeiten. Bei Wartezeiten im Stehen, rollen Sie auf den Fußsohlen, Ferse, Seite, Spitze, andere Seite. Freuen Sie sich über jede Strecke, die Sie zu Fuß zurücklegen dürfen. Es gibt einige, die sich dabei durch einen Schrittzähler motiviert fühlen. Rocken Sie durch die Wohnung, wenn Ihr Lieblingssong läuft, das steigert die gute Laune. Sehen Sie zu, dass Sie mindestens drei- bis vier Mal in der Woche außer Atem geraten. Kommen Sie deutlich über Ihrem Ruhepuls hinaus. Denn auch das Herz will trainiert werden.

Falls Sie Spaß daran haben, ab und zu etwas Neues in Sachen Sport zu probieren, versuchen Sie es mal mit einem Yoga, Qigong oder einem Tai-Chi Kurs. Selbst wenn Sie irgendwann keine Lust mehr auf den Kurs haben, mit einigen Grundlagen, haben Sie immer Übungen, die Sie jederzeit für sich zu Hause durchführen können.

Das Gute an diesen Sportarten ist die Ganzheitlichkeit. Die Bewegungen erfolgen zusammen mit der Atmung, der Geist beruhigt sich und die Muskeln werden gestärkt. Wenn Sie damit warm werden, können Sie das bis ins hohe Alter betreiben und werden dankbar darauf zurückblicken, dass Sie damals mit 45 oder 60 Jahren noch damit angefangen haben.

No Sports

Kommt Ihnen dieser Slogan bekannt vor? Er wird Winston Churchill zugerechnet. Auf eine Frage von Reportern, wie er trotz seines teils doch ungesunden Lebenswandel mit Zigarren und Champagner ein für die damalige Zeit so hohes Lebensalter erreicht habe, meinte er trocken, "no sports", kein Sport, hätte dazu beigetragen. Wer aber in seiner Biographie forscht, wird rasch feststellen, dass viele seiner Hobbys wie Polo, Fechten und Reiten sehr wohl mit körperlicher Bewegung zu tun hatten.
Dieses Motto können auch Sie sich zu Herzen nehmen und ein spannendes Hobby beginnen, das Sie jung und in Bewegung hält. Ein paar grundlegende Überlegungen helfen Ihnen dabei weiter:

- Bin ich lieber alleine oder im Team?
- Liegen mir feste Zeiten oder ist Flexibilität

wichtiger?
- Wo liegt der finanzielle Rahmen für das Hobby?

Ein wirklich einfaches Freizeitvergnügen, das etwas aus der Mode gekommen zu sein scheint, ist der Schaufensterbummel. Allein, mit Freundinnen oder zusammen mit dem Partner wird nach Ladenschluss die Fußgängerzone unsicher gemacht. Da wird geschaut und bewundert, kritisiert und diskutiert.

Die Bewegung gibt es obendrein, ebenfalls kostenlos. Zudem ist der Bummel am Abend eine willkommene und sinnvolle Abwechslung zum Fernsehabend.

Wen es in die Natur zieht, der plant in regelmäßigen Abständen einen ganzen Tag dafür ein. Abschalten und Stressreduktion sind garantiert, der hohe Kalorienverbrauch bei mehrstündigen Wanderungen treibt den Stoffwechsel an. Vielleicht erfahren Sie bei dieser Gelegenheit wieder, sich wie ein Kind über warme Regentropfen oder die ersten Schneeflocken zu freuen. Dann wird das Glückshormon Dopamin ausgeschüttet, das sich zusammen mit Serotonin und Noradrenalin positiv auf den Stoffwechsel, auf einen gesunden Schlaf und Ihr allgemeines Wohlbefinden auswirkt.

Fotografieren ist ebenfalls ein Hobby, das mit Freude und Bewegung verbunden ist. Die teure Ausrüstung muss es dabei nicht sein.

Das Handy oder die einfache Kamera genügen auch. Wer fotografiert, vergisst auf der Suche nach spannenden Motiven den Hunger. An einen festen Zeitplan ist man nicht gebunden, man geht los, wann immer man die Lust dazu verspürt. Ist erst einmal der Ehrgeiz geweckt, kann man sich mit anderen Hobbyfotografen bei Fotorallys messen. Am Abend wird nicht mit Chips und Nüssen auf der Couch gesessen, denn dann ist das Sortieren und Bearbeiten der Fotos angesagt. Das entschleunigt zusätzlich, nach der Bewegung an der frischen Luft. Der gute Schlaf wartet als weitere Belohnung.

Auch der eigene Garten bringt einen doppelt positiven Effekt. Ausreichend körperliche Tätigkeit im Freien sorgt für eine hohe Sauerstoffzufuhr. Über die Lunge gelangt dieser ins Blut, das dadurch wiederum in der Lage ist, in wichtigen Stoffwechselvorgängen die mit dem Essen aufgenommenen Nährstoffe dem Körper zur Verfügung zu stellen.

Wer schon mal im Freien gearbeitet hat, kennt bestimmt den "gesunden Hunger", der sich dabei einstellt. Ein eigener Hausgarten oder der gepachtete Schrebergarten bietet zudem die Gelegenheit, stoffwechselanregende Gemüsesorten und Kräuter anzubauen. Erntefrisch in der Küche verwendet bringen sie ein Plus an essenziellen Vitaminen und Mineralien.

Wer Tiere liebt und sich regelmäßig über lange Jahre

hinweg um sie kümmern kann und will, findet hier ein bewegungsintensives Hobby. Das Pferd will gestriegelt und geritten sein, liegt der Reitstall oder Unterstand nicht allzu weit weg, wird der Weg mit dem Fahrrad zurückgelegt. Das erspart das Umziehen nach der Stallarbeit, denn der Fahrradsattel nimmt, anders als Autositze, verschmutzte Kleidung nicht so leicht krumm. Der Hund verlangt sogar mehrmals am Tag Bewegung ab, und das ganzjährig, bei Wind und Wetter.

Der gesundheitliche Benefit ist unumstritten. Natürlich ist mit der Anschaffung eines Tieres eine große Verantwortung verbunden.

Wer niemand kennt, der sich zuverlässig bei eigener Krankheit um das Tier kümmern wird, findet bestimmt ein passenderes Hobby. Darüber hinaus gibt es jede Menge Veranstaltungen, etwa von Volkshochschulen, die Hobby und Aktivität miteinander verbinden. Blättern Sie doch einfach mal im Veranstaltungskalender, sehen Sie auf der Homepage Ihrer lokalen Zeitung nach. Bestimmt werden Sie fündig, wer weiß, vielleicht entdecken Sie ja genau das, was Sie immer schon mal machen wollten - und es im Alltag längst vergessen und verdrängt hatten.

Vom Workshop am Wochenende bis hin zu ganzen Semestern können Sie aktiv werden, je nachdem, was überschaubar in Ihr Leben passt und nicht womöglich durch häufige, regelmäßige Teilnahmen Zeitdruck und Stress verursacht

Atmen

Schlank atmen. Auch zu diesem Thema gibt es inzwischen einige Bücher und Artikel. Sie werden sich nicht schlank atmen können. Aber durch ein paar Minuten bewusstes Atmen täglich, tragen Sie einiges dazu bei. Die Deutschen bewegen sich zu wenig und sie atmen falsch, viel zu flach. Die Atemluft füllt gerade mal die Lungen und schon erfolgt eine flüchtige Ausatmung.

Ein paar Atemübungen am Tag lassen sich immer einbauen, sie bringen viele positive Effekte:

- eine gute Sauerstoffversorgung erhöht die Chance, dass bevorzugt Fett abgebaut wird
- verringert das Hungergefühl
- unterstützt die Darmarbeit
- reduziert psychischen Stress (Ängste)
- mit einem ruhigeren Atemfluss und einer guten Sauerstoffversorgung gehen noch viele weitere gesundheitliche Vorteile einher

Alles was Sie für den Anfang benötigen, sind fünf bis zehn Minuten Ruhe. Wenn Sie die richtige Atmung beherrschen, dann können Sie die Übungen jederzeit nach Bedarf durchführen. Zuerst müssen Sie jedoch die Bauchatmung üben. Legen Sie eine Hand auf den Bauch, die andere auf den Brustkorb. Atmen Sie tief in den Bauchbereich und langsam höher bis in die Lungenspitzen hinein ein.

Danach die Luft langsam gegen den Widerstand der Lippen durch den Mund ausatmen. Hier den Bauch erst zum Schluss leeren und dabei nach innen ziehen. Das ist eine von vielen einfachen Atemübungen. Damit bekommen Sie ein Gefühl für die Bauchatmung. Für mehr Atemübungen besorgen Sie sich am besten einen entsprechenden Ratgeber. Dabei ist es egal aus welchem Bereich, Yoga, Zen-Meditation oder andere Atemübungen.

Sie alle legen den Fokus auf die Bauchatmung und darauf, länger aus- als einzuatmen.

Ein guter Schlaf hilft bei der Gewichtsreduzierung!

Im Schlaf arbeiten der Körper und die Psyche auf Hochtouren. Dafür brauchen sie Ruhe. Es werden Wachstumshormone ausgeschüttet. Die regen die Neubildung von Zellen an. Das Immunsystem ist bemüht alles, Abfallstoffe und körperfremde, schädliche Keime zu beseitigen (Schlaf dich gesund). Zellen werden repariert und regeneriert (Schönheitsschlaf).

Jetzt hat das Gehirn Zeit für die Informationsverarbeitung (schlaf dich schlau).

Nicht zuletzt wird diese Ruhephase genutzt, um Fettpolster abzubauen. Es wird vermehrt das Sättigungshormon Leptin ausgeschüttet. Dadurch bleibt das Hungergefühl aus, welches sich automatisch nach spätestens fünf Stunden meldet (schlank im Schlaf). Im Schlaf baut der

Körper das Stresshormon Cortisol ab. Das ist wichtig, um die negativen Folgen von chronischem Stress zu verhindern, denn eine davon ist die Gewichtszunahme.

Daraus lässt sich jetzt einfach ableiten, was eine schlechte Schlafqualität oder zu wenig Schlaf über eine längere Zeit unter anderem für die Figur bedeuten können:

- Heißhunger in der Nacht (Hungerhormon Ghrelin ist erhöht)
- Muskelmasse nimmt ab, da diese Energie schneller zur Verfügung steht als die aus den Fettdepots
- Abnahme der psychischen Belastbarkeit
- Nachlassen der Lernleistung, Merkfähigkeit, Konzentration
- müde Haut, glanzloses Haar, brüchige Fingernägel
- höhere Krankheitsanfälligkeit

Eine Studie der University of Chicago zeigt eindrucksvoll die Auswirkungen von zu wenig Schlaf auf das Gewicht. Über zwei Wochen durfte eine Gruppe achteinhalb Stunden, die andere lediglich fünfeinhalb Stunden schlafen, bei gleicher Diät. Die anschließende Untersuchung zeigte, dass die Normalschläfer hauptsächlich Fett abgebaut haben, während die Kurzschläfer Muskelmasse verloren haben. Hierfür machte man hauptsächlich das Cortisol verantwortlich, das bei Schlafmangel (=Stress für den

Körper) erhöht ist. Das Stresshormon Cortisol sorgt dafür, dass der Energiebedarf aus dem Muskeleiweiß gewonnen wird.

Es macht Sinn, das eigene Schlafverhalten kritisch unter die Lupe zu nehmen. Wenn Sie sich morgens nicht erfrischt und ausgeschlafen fühlen, dann stimmt etwas nicht. Entweder bekommen Sie zu wenig Schlaf (je nach individuellem Bedarf sollten es 6,5 bis 8,5 Stunden sein) oder Ihr Schlaf wird gestört.

Das kann durch Störungen von außen verursacht sein (Bett-, Luftqualität, Geräusche, Helligkeit) oder von innen (schwere Mahlzeit, Alkohol, Medikamente, Schmerzen, psychischer Stress, Hormonumstellung). Die Gewichtszunahme macht dabei nur einen kleinen Teil der negativen Folgen aus. Versuchen Sie unbedingt der Sache auf den Grund zu gehen.

Sanfte Einschlafhilfen aus der Natur können unterstützen, beseitigen aber nicht die Ursache.

Sie sind manchmal hilfreich, um Phasen zu überbrücken, in denen es aufgrund der aktuellen Umstände nicht möglich ist, ausreichend Schlaf zu bekommen. Alle Eltern wissen wovon die Rede ist. Wenn sich die Hormone in den Wechseljahren neu sortieren, wenn man um einen lieben Menschen trauert, das alles sind solche unvermeidbaren Lebensphasen, die sich auf die Schlafqualität auswirken können.

Gefährlich wird es erst, wenn dieser Zustand über einen langen Zeitraum hinweg anhält, wie bei chronischem Stress (siehe Kapitel 7) oder durch ungünstige Angewohnheiten, die den Schlaf stören.

Sorgen Sie für eine angemessene Schlafhygiene:

- Nach Möglichkeit zwei, besser drei bis vier, Stunden vor dem Schlafengehen keine Mahlzeit mehr einnehmen und keinen Alkohol trinken. Ob Sie dem Prinzip von Pape "Schlank im Schlaf" folgen und mit der letzten Mahlzeit nur noch Eiweiß zu sich nehmen, bleibt Ihnen überlassen. Das wirkt sich Untersuchungen zu Folge nicht spürbar auf das Gewicht aus. Der Zeitraum zwischen der letzten Mahlzeit und dem zu Bett gehen hat da wesentlich mehr Einfluss.

- Die Schlafforschung bestätigt es immer wieder: entspannende Einschlafroutinen und ein regelmäßiger Schlaf-Rhythmus fördern die Schlafqualität.

Das bedeutet gleichzeitig, vor dem Schlafengehen keine aufregenden Filme schauen, laute Musik hören und nicht auf grelle Bildschirme starren. Abends noch fordernden Sport zu treiben ist nicht empfehlenswert. Bereiten Sie sich sanft und entspannt auf Ihre Ruhephase vor.

- Auch die äußeren Faktoren spielen eine Rolle: Dazu gehören eine wirbelsäulenfreundliche Unterlage und ein nackenfreundliches Kissen. Die Möglichkeit den Raum zu verdunkeln. Ein Schlaf bei angenehmer, nicht zu warmer Raumtemperatur, ohne Geruchs- und Geräuschbelästigungen. Das Schlafproblem könnte auch direkt neben Ihnen liegen. Wenn dieses Problem aus Rücksicht oder Scham niemals zur Sprache kommt, kann das auf Dauer noch viele weitere negative Folgen mit sich bringen.

Auch bei Männern ist es normal, dass sich mit dem Alter einiges verändert. Häufig schnarchen sie mehr, sie müssen nachts vielleicht ein- zweimal auf die Toilette, die Tiefschlafphasen nehmen ab und dadurch wird der Schlaf unruhiger. Das alles kann gleichermaßen auf Frauen zutreffen. Daher lohnt es sich für alle Beteiligten, darüber zu sprechen und gegebenenfalls die entsprechenden Maßnahmen zu ergreifen.

Bewegung und Schlaf

Nicht nur Kalorienverbrauch und Kalorienaufnahme spielen beim Abnehmen eine Rolle. Bewegung, zur Pflege des gesamten Bewegungsapparates und ausreichend Schlaf, zur Regeneration von Geist und Körper, haben Einfluss auf das Körpergewicht. Sehen Sie das positiv, denn je mehr Ansatzpunkte Sie bekommen, desto mehr können Sie sich Ihren Weg der Gewichtsreduzierung individuell gestalten.

Auch wenn Sie kein Sport treiben mögen, beschäftigen Sie Ihre Muskeln und Gelenke jeden Tag ausgiebig! Genau für diese Aufgabe hat die Natur sie vorgesehen. Nehmen Sie Schlafprobleme ernst und suchen Sie nach den Ursachen! Versuchen Sie, die dahintersteckenden Probleme aktiv zu lösen. Entweder allein, mit Hilfe von Freunden oder mit professioneller Unterstützung.

Dass - vor allem üppiges - Essen vor dem Zubettgehen den Schlaf stören kann, wissen Sie ja bereits. Aber auch eine Menge anderer Angewohnheiten können, individuell unterschiedlich, den Schlaf beeinträchtigen. Muss es der aufregende Krimi am Abend sein, wenn Sie wissen, dass Sie schon früher danach schlecht geschlafen haben? Sind es die Chats und Threads in den Social Media, die Sie selbst im Bett noch nicht aus dem Kopf bekommen?

Dann ändern Sie doch Ihre Gewohnheiten! Schritt für Schritt kommen Sie an Ihr Ziel, nämlich erholsamer zu schlafen, wenn Sie störende Einflüsse minimieren. Es sind nicht nur die aufreibenden Diskussionen im Net und die Horrorszenen im TV selbst, die sich negativ auf die nächtliche Ruhe auswirken können. Auch das blaue Licht, hervorgerufen durch LEDs, trägt dazu bei.
Die Dioden finden sich inzwischen in vielen Geräten, ja sogar im Raumlicht. Die hauptsächlichen Emissionen gehen jedoch von Smartphone und Tablets, von Computerbildschirmen und dem Fernseher aus. Der

Einfluss des Blaulichts auf die Melatoninproduktion und den Chronorhythmus ist nachgewiesen. Zwar liegt es an den Geräten selbst - und an Ihrer individuellen Reaktion - wie sehr dieses Licht Ihren Schlaf stört.

Die Deutsche Gesellschaft für Schlafforschung und Schlafmedizin (DGSM) geht jedoch davon aus, dass schon schwaches Licht wachhält. Die Arbeit am Monitor kann sogar den Anstieg der für den Schlaf wichtigen Melatoninwerte um eine ganze Stunde verzögern. Ein weiterer Effekt ist nach Untersuchungen von Schlafforschern in der Schweiz, dass vor allem Tätigkeiten am LED-Bildschirm wacher machen. Dies mag im Ausnahmefall im Homeoffice von Vorteil sein, eine dauerhafte Gewohnheit sollte jedoch Ihrer Linie zuliebe nicht daraus werden.

Viele Geräte sind deshalb schon mit einem Blaulichtblocker ausgerüstet. Besser ist es jedoch allemal, sie ganz auszuschalten. Das Buch am Abend ist weniger nervenaufreibend als TV und Internet, man spürt sehr viel schneller, wenn das Schlafbedürfnis kommt. Ein, zwei Abende in der Woche für Spiele zu reservieren ist ein erster Schritt aus alten Gewohnheiten. Auch der späte Spaziergang um den Block oder wenigstens die Atemübungen am offenen Fenster sind eine wertvolle Hilfe gegen zu wenig oder schlechten Schlaf.

Sättigung wieder spüren

Die Reste vom Kinderteller essen, zwischen Job und Fahrdienst für den Nachwuchs schnell etwas futtern: In den letzten 20, 25 Jahren hatten bestimmt auch Sie viele Gelegenheiten, sich die ein oder andere Unart anzugewöhnen. Vielleicht sogar die, dass Sie "auf Vorrat" essen, denn wer weiß schon, ob später noch Zeit dazu bleibt.

Auf der Strecke bleiben das Gespür für Nahrung, die der Körper wirklich braucht, und vor allem das angepasste Sättigungsgefühl. Andere Frauen wiederum haben sich freiwillig in ein strenges Korsett gezwängt. Da werden Punkte oder Kalorien gezählt, alles, was drüber ist, sofort durch Aktivität verbraucht. Auch dieses Schema darf nun ausgedient haben, denn Sie möchten es bestimmt nicht die nächsten drei, vier Jahrzehnte beibehalten.

Intuitiv essen ist ein Trend, der viele Freiheiten lässt und dabei wirklich gesund ist. Nichts ist bei dieser Ernährungsweise verboten. Gegessen wird, was schmeckt. Der Schwerpunkt beim intuitiven Essen liegt auf dem Erkennen des Hungers und des Sättigungsgefühls. Nachgeforscht wird auch, wann mehr aus Langeweile, Frust oder Leere gegessen wird. Ablenkungsstrategien, Entspannungsübungen und mentales Training sind wichtiger Bestandteil des Programms.

Kommen wir doch zuerst zum Sättigungsgefühl. Wie würden Sie dieses für sich definieren? Essen, bis auch das letzte Stück gerade noch so Platz hat? Pappsatt nichts mehr auf dem Teller lassen und dann hinterher beklagen, dass der Hosenbund spannt?

Oder bedeutet Sattsein für Sie die pure Abwesenheit von Hunger? Ist Letzteres der Fall, dann gehören Sie zu den Glücklichen, die sicher auch in den Wechseljahren nicht allzu viel Gewichtsprobleme haben dürfen.

Gehören Sie der ersten Gruppe an, wird es Zeit zum Umdenken. Vielfach ist es eine ungute Kombination aus Erziehung in den Kindertagen und unachtsamem Essen, wenn das Sättigungsgefühl verloren ging. “Es wird alles aufgegessen!”, dieses Motto darf nun der Vergangenheit angehören. Gegessen wird langsam, mit Bedacht, jeder Bissen ein Genuss für sich. Anfangs fällt es vielleicht schwer, sich diese Zeit, mindestens eine halbe Stunde, zum Essen zu nehmen. Auf dem Weg zum Erkennen des Sättigungsgefühls sollte Sie auch nichts ablenken. Das Handy wird verbannt, TV und Lesestoff ebenso. Gute Gespräche dürfen selbstverständlich sein, alles, was Sie mental belasten würde, hat dagegen nichts am Esstisch verloren. Wird es dennoch zum Thema, sagen Sie klipp und klar, dass dafür nach dem Essen immer noch Zeit ist.

Fünfzehn bis zwanzig Minuten dauert es nach wissenschaftlichen Erkenntnissen, bis sich ein Sättigungsgefühl einstellt. So lange sitzt man selten -

zumindest während der Woche, und schon gar nicht in Arbeitspausen - essend am Tisch. Hier wird jedoch großes Potenzial verschenkt. Wer so schnell isst, dass er nach zehn Minuten fertig ist, übersieht den Sättigungszeitpunkt. Er ist schließlich nicht fix, sondern ändert sich je nach Hunger und Tagesform.

Beim langsamen Essen, jeden Bissen ausreichend gekaut, kann die Sättigung eintreten, ehe der Teller leer ist. Dann ist es Zeit, sich von alten Gewohnheiten zu verabschieden. Haben Sie dieses neue Essverhalten eine Zeitlang geübt, werden Sie feststellen, dass Sie mitunter den bereits gefüllten Löffel wieder in den Teller zurücklegen. Genug für jetzt, zufrieden und satt. Essen verschwendet werden muss dabei nicht. Aus Resten lässt sich später mit wenigen Tricks eine neue Mahlzeit zaubern.

Zum intuitiven Essen gehört auch, dass Sie einmal eine Mahlzeit ausfallen lassen, wenn Sie so gar keinen Hunger verspüren.

Schließlich wohnen Sie in einer Region, in der Sie jederzeit wieder etwas zum Essen bekommen. Sollten Sie trotzdem lieber auf Nummer sicher gehen wollen: Ein paar ungesalzenen Nüssen und Trockenobst bringen rasch neue Energie. Sie lassen sich in jeder Handtasche mitnehmen und bei Bedarf verzehren.

Ein Fünftel reicht

Vielleicht kennen Sie das Pareto-Prinzip? Wenn nicht, es ist schnell erklärt. Zwar kommt es aus der Wirtschaftslehre, es lässt sich aber auf viele Lebenslagen anwenden. So auf das Einüben anderer Essgewohnheiten oder neuer Verhaltensschritte. Das Pareto-Prinzip ist auch als 80/20 Regel bekannt. Es besagt, dass 80 % aller Ergebnisse mit 20 % des Gesamtaufwandes zu erreichen sind. Für die restlichen Resultate kehrt sich das Verhältnis um, es müssen 80 % an Leistung aufgewandt werden, um die fehlenden 20 % zu erzielen. Auch beim Erlernen neuer (Ess)gewohnheiten bewährt sich das Prinzip. Es ist einfach, auf eine Änderung von 20 % abzustimmen. Sehen wir uns mal das Essverhalten im Hinblick auf die Gewichtszunahme an:

Angenommen, Sie verzehren morgens das weit verbreitete Frühstück mit Brötchen und Marmelade. Das Sättigungsgefühl hält, wie Sie sicher wissen, nicht allzu lange an. Durch das helle Mehl und den Zuckergehalt der Marmelade steigt der Blutzucker rasch an, um nur zwei, drei Stunden später abrupt abzufallen. Die Heißhungerattacke folgt. Wenn Sie nun diese eine Mahlzeit am Tag ändern, und das nur an vier Wochentagen, haben Sie bereits eine Änderung von 20 % erreicht.

Das Eieromelette, das Vollkornmüsli mit Obst sparen unter dem Strich oft noch Kalorien ein.

Auf die gleiche Weise können Sie ein Weißmehlprodukt gegen ein Vollkornprodukt austauschen, den polierten Reis gegen Halbvollkornreis - der übrigens keineswegs "kratzig" sein muss. Auch den Anteil an Gemüse bei den Mahlzeiten können Sie in diesen kleinen Schritten erhöhen. Sie werden sehen, nach wenigen Monaten hat sich diese neue Essgewohnheit ganz mühelos etabliert.

Auch beim Ändern von anderen, eingefahrenen Gewohnheiten sind kleine Etappen empfehlenswert. Um mehr Bewegung in den Alltag zu bringen, müssen Sie nicht jeden Tag mit dem Fahrrad zur Arbeit fahren. Vorerst beschränken Sie die Umstellung vielleicht auf Schönwetter-Tage oder einen bestimmten Wochentag, an dem Sie etwas mehr Zeit zur Verfügung haben.

Möchten Sie statt der Fahrt mit den öffentlichen Verkehrsmitteln künftig zu Fuß gehen, können Sie dies eben wortwörtlich in Schritten tun. Eine Station oder vielleicht sogar eine Zone früher aussteigen, verbraucht Kalorien und spart Geld. Sicher fallen Ihnen noch viele Gelegenheiten ein, wo Sie die 80/20-Regel anwenden können. Die 20 % der für Sie wichtigsten Umstellungen können Sie dann ja gleich angehen.

Kapitel 7: Abnehmen mit Mentaltraining und etwas Stress

Was wäre denn eine richtige mentale Einstellung zum Thema Abnehmen? Jeder Mensch bringt sein Temperament, seine Erfahrungen mit. Trotz dieser unterschiedlichen Voraussetzungen gibt es einige mentale Einstellungen, mit der sich Ziele einfacher umsetzen und Probleme besser bewältigen lassen. Ähnlich wie bei einem Hefeteig, der mit einer Prise Zucker und Wärme besser aufgeht, egal welche Mehlsorte verwendet wird. Einige schwere Mehle gehen nicht so leicht auf, andere explodieren förmlich. Aber ohne diese Hilfsmittel würde sich bei keinem Mehl viel bewegen.

Das gleiche gilt für den Umgang mit Stress. Einige Menschen sind widerstandsfähiger (resilienter) als andere. Dennoch lässt sich mit bestimmten Techniken der Umgang mit Stress bis zu einem gewissen Grad erlernen. Wer sich zum Ziel setzt X Kilogramm Gewicht zu verlieren, hat zunächst einmal Stress. Das ist nicht grundsätzlich schlecht. Auch der Körper hat Stress, wenn er die ersten Maßnahmen zu spüren bekommt. Das sind so weit normale Reaktionen. Doch wann ist welcher Stress eher hinderlich und welche mentale Einstellung kann Ihnen beim Abnehmen helfen?

Mental gut vorbereitet und entspannt abnehmen

Das bekannte Gelassenheitsgebet bringt es auf den Punkt. Es geht darum, die Gelassenheit zu erlangen, Dinge hinzunehmen, die man nicht ändern kann. Den Mut zu haben, Dinge zu ändern, die man ändern kann. Und zum Schluss natürlich die Weisheit, das eine vom anderen unterscheiden zu können. Dieser Spruch ist als Leitsatz für fast alle Lebenslagen sehr hilfreich. Besonders Frauen in den Wechseljahren dürften mit dieser Weisheit gut klarkommen. Warum? Erstens, weil sie höchstwahrscheinlich, allein aufgrund ihrer bisherigen Lebenserfahrungen, schon von selbst darauf gekommen sind. Und zweitens, weil auch ihr Selbstbewusstsein gereift ist. Ganz am Anfang einer Gewichtsreduktion steht eine ehrliche Selbsteinschätzung, eine Bestandsaufnahme.

Als kleine Hilfestellung. Beantworten Sie ausführlich Fragen, wie:

- Warum will ich abnehmen?
- Wie viel Kilogramm will ich abnehmen?
- Warum habe ich X Kilogramm Übergewicht?
- Seit wann habe ich Übergewicht?
- Ist mein angestrebtes Wunschgewicht wirklich realistisch?

- Denke ich oft über mein Gewicht nach?
- Was wären die Konsequenzen, wenn ich nicht abnehmen würde?
- Wie viel müsste ich mindestens abnehmen, damit ich mich wohl fühle?
- Gibt es einen Weg abzunehmen und das Gewicht zu halten, ohne dass meine Lebensqualität und Freude darunter leiden?
- Wird in meinem Freundeskreis das Thema Abnehmen häufig thematisiert?
- Vergleiche ich mich oft mit gleichaltrigen Frauen?
- Falls ja, mit welchem Gefühl?
- Falls ja, geht es um das Aussehen, den Status, die Bildung oder um Beziehungen?

Vervollständigen Sie folgende Sätze:

- Ich würde nicht so viel wiegen, wenn ...
- Mein letzter Versuch abzunehmen ist gescheitert, weil ...
- Wenn ich weniger wiegen würde, dann ...
- Wenn ich mich mit Frauen meines Alters vergleiche, dann ...

Halten Sie das schriftlich fest. Antworten Sie ehrlich und so ausführlich wie möglich. Es liest ja niemand. Vielleicht fällt Ihnen am nächsten Tag noch etwas dazu ein. Es geht darum, dass Sie eine realistische Einschätzung Ihrer Situation bekommen.

Dass Sie aus den Antworten die besten Ansatzmöglichkeiten und Ihre Motivation herausziehen. Vielleicht stellen Sie fest, dass es unrealistisch ist anzunehmen, jemals wieder in Ihre alte Jeans zu passen? Dann akzeptieren Sie das. Vielleicht zählen Sie ihr Leben lang schon immer zu den etwas fülligeren Typen? Man sagt, dass die Figur zu rund 60 Prozent genetisch bestimmt ist.

Das bedeutet, mit einer Veranlagung zum Übergewicht ist schwer, wenn nicht sogar unmöglich richtig schlank zu werden und zu bleiben. Schauen Sie in diesem Fall lieber genau hin, wo die Fettposter sitzen. Sind sie gleichmäßig über den ganzen Körper verteilt? Oder sammelt sich das meiste Fett um die Leibesmitte (Viszeralfett, Bauchfett) herum an? Dann arbeiten Sie auf jeden Fall daran. Denn diese Fettpolster haben das Potential der Gesundheit zu schaden, egal ob Sie ansonsten eher schlank oder mollig sind.

Sie erkennen einige Schwachstellen, die Sie mit etwas Anstrengung überwinden können? Sie wissen jetzt, was zu verändern ist, nehmen Sie die Herausforderung an. Sie erkennen das Muster? Analysieren, was ist. Was können und müssen Sie akzeptieren, was können Sie verändern? Aus dieser Selbstbefragung, wenn Sie ausführlich geantwortet haben, lässt sich ableiten, wo Sie am besten ansetzen, um Ihr Gewicht wieder in den Griff zu bekommen.

Spielen ernsthafte gesundheitliche Faktoren eine Rolle, dann lassen Sie sich professionell bei der Gewichtsreduktion begleiten. Einige Aspekte, die hier angesprochen sind, werden Sie dabei unterstützen, Ihr Ziel zu erreichen.

Die Außensicht

Haben Sie die für Sie wichtigen Punkte erarbeitet? Gut so, nun folgt der nächste Schritt, nämlich die Außensicht. Haben Sie eine gute Freundin, einen Freund, mit dem Sie Ihre Motive besprechen können? Dann vergleichen Sie doch Ihre Sicht der Dinge mit der Ihres Gegenübers. Fehlt Ihnen dieser Mensch, so überprüfen Sie die notierten Punkte noch einmal für sich selbst, vielleicht an Tagen mit unterschiedlicher Stimmung. Wer gut gelaunt ist, sieht sich selber anders als derjenige, der traurig oder gestresst ist.

Ganz wichtig: Frauen empfinden sich nämlich oftmals als zu dick, obwohl dies überhaupt nicht zutrifft. Auch das reine Körpergewicht oder der errechnete BMI sind nicht immer aussagekräftig. Hier kommt es zu einem nicht kleinen Teil auf das Verhältnis von Fett- zu Muskelmasse an. Vor allem bei männlichen Sportlern ist es fast schon die Regel, dass der BMI deutlich im Bereich Übergewicht liegt. Das sollten Sie im Hinterkopf haben.

Auch die Waage allein bestimmt nicht, ob Sie wirklich zu viel auf den Rippen haben, und schon gar nicht weiß die Angabe in Kilogramm, wo die Pfunde stecken. Allzu häufiges Wiegen kann Stress bringen, und schon beginnt der Kreislauf erneut. Liebgewordene Kleidungsstücke sagen viel mehr und deutlicher aus, ob es an der Zeit ist, konsequent abzunehmen.

Der Hosenbund und die Blusenknöpfe sind hier ganz neutrale Zeugen. Verabschieden Sie sich aber von dem Gedanken, dass Sie in den Wechseljahren noch in Ihr Brautkleid passen müssen. Schließlich sind zwei, drei Jahrzehnte vergangen. Ihre Figur hat sich verändert, ein ganz normaler Vorgang. Was diese natürliche Veränderung angeht, dürfen Sie sich gerne am BMI orientieren. Mit 50 Jahren und darüber 3 Punkte mehr zu haben als mit 20 ist durchaus normal - und sinnvoll aus Sicht der Medizin.

Stress haben und vermeiden

Stress ist ein weit verbreitetes Phänomen unserer Zeit. Zunächst nur eine nützliche biologische Reaktion, die allerdings in bestimmten Fällen negative Auswirkungen auf die psychische und körperliche Gesundheit haben kann. Wenn es möglich ist, aktiv auf Stresssituationen zu reagieren, werden Kalorien verbrannt. Dabei spielt es keine Rolle, ob der Stress, beziehungsweise die Herausforderung, geistiger oder körperlicher Natur ist.

(Stress)Hormone sorgen dafür, dass dem Körper Energie zur Verfügung steht. Vor allem die Hormone Adrenalin, Noradrenalin und Cortisol sind daran beteiligt. Adrenalin und Noradrenalin sind die akuten Einsatzkommandos. Cortisol kümmert sich um das Durchhaltevermögen. Es sorgt dafür, dass die Systeme Blutdruck, Immunabwehr sowie die Energiegewinnung stark bleiben. Dafür hemmt Cortisol die internen Abläufe, wie Wachstum und Regeneration. Im normalen Leben, wenn keine Stresssituation anliegt, überwacht Cortisol unter anderem den Schlaf-Wach-Zyklus und nimmt damit Einfluss auf den Stoffwechsel.

Ob Stress schädlich ist, das hängt von der Art des Stresses ab und von der individuellen Resilienz. Man hat herausgefunden, dass hauptsächlich die Situationen negativen Stress verursachen, in denen Menschen sich ausgeliefert und fremdbestimmt fühlen.

Je weniger man selbst aktiv werden kann, desto mehr schädliches Potenzial hat der Stress. Erst recht, wenn diese Situationen über einen längeren Zeitraum hinweg anhalten. In dieser Zeit befindet sich permanent viel Cortisol im Blut. Durch die Cortisol Überstimulation entstehen jetzt negative Effekte: Die Energie wird im Fettgewebe eingelagert und das Immunsystem geschwächt.

Der Biorhythmus gerät durcheinander. Er spielt eine wichtige Rolle für die Verdauung, den Stoffwechsel und das Hungergefühl. Diese Art von Stress kann sehr subtil ablaufen, so dass die Betroffen das gar nicht so bewusst wahrnehmen. Oft erst dann, wenn die ersten negativen Auswirkungen, wie seelische Unausgeglichenheit und Übergewicht spürbar werden.

Diese Art von Stress gilt es bei sich selbst rechtzeitig zu erkennen und nach der Ursache zu fahnden. Nur zur Sicherheit: Hier ist nicht der Stress im Sinne von viel Arbeit und Herausforderung gemeint. Es geht um den gemeinen chronischen Stress, der Tag und Nacht wirkt und stetig, mit kleinen Stichen, die Gesundheit und die Figur torpediert. Was könnte solch einen Stress auslösen? Zum Beispiel Situationen der Überforderung, ein stetig wachsender Berg Arbeit, der sich aber nicht abbauen lässt. Manchmal kann auch Unterforderung chronischen Stress verursachen. Ein häufiger Auslöser ist Mobbing im sozialen Umfeld.

Durch zu hohe Perfektionsansprüche an sich selbst gerät der Körper ebenfalls in einen negativen Stressmodus. Zum Beispiel beim Abnehmen. Setzen Sie sich mit der Gewichtsreduktion unter Stress, ist das kontraproduktiv. Können Sie das als Herausforderung sehen, die obendrein noch Spaß macht, weil die Maßnahmen zu Ihnen passen und die Ziele nicht zu hochgesteckt sind, dann werden Sie stressfrei und gutgelaunt abnehmen.

Stress abbauen

Stress zu vermeiden ist nicht immer einfach und auch nicht notwendig, wie Sie nun wissen. Wird er allerdings zur Last, leiden die Konzentration, der Schlaf und Ihr allgemeines Wohlbefinden unter dem Dauerstress oder einer akuten Stresssituation, sollten Sie eingreifen. Es gibt viele einfache Möglichkeiten, sich mental aus der Situation zu nehmen oder dem ständigen Stress durch Entspannungsmethoden vorzubeugen. Die Muskelentspannung haben Sie bereits als Schlafritual kennengelernt. Eine der bekanntesten Methoden ist hier die progressive Muskelentspannung nach Jacobson.

Sie ist nicht nur am Abend hilfreich, sondern in jeder stressigen Situation. Ihr Vorteil ist, dass sie nach einigem Üben sehr schnell und dennoch effizient durchzuführen ist. Wo immer Sie gerade sind, denn sie lässt sich für andere unsichtbar praktizieren. Merken Sie nach einer Auseinandersetzung am Arbeitsplatz, dass Ihre Kiefermuskeln angespannt sind, dann setzen Sie hier an. Auf dem Weg in den Pausenraum entspannen Sie Ihre Schultern oder andere Körperparteien, ganz nach Bedarf.

Kurze - gerne auch längere - Meditationsübungen reduzieren ebenfalls Stress. Einfache Übungen sind rasch gelernt, die ständige Anwendung macht den Meister.

In der Meditation fokussieren Sie sich auf einen Gedanken oder den Atem, auf Gedankenlosigkeit oder eine körperliche Empfindung wie Schwere oder Wärme.

Bereits wenige Minuten reichen aus, um frisch und gestärkt zu sein. Meditationen sind ideal als "Unterbrecher", etwa, um nach einem anstrengenden Arbeitstag erstmal wieder Luft zu holen und mit den vergangenen Stunden abzuschließen. Eine schöne und abwechslungsreiche Methode ist das Visualisieren.

Diese Methode hat sich auch die Psychotherapie im Rahmen des Autogenen Trainings zu eigen gemacht. Was Sie sich in der Sitzung vorstellen, bleibt Ihnen überlassen, es kann eine Blume sein, ein Gewässer, der menschenleere Strand. In Gedanken lassen Sie Gerüche und Geräusche wachwerden, spüren Sand und Salz auf der Haut. Die kleine Übung wird zum Kurzurlaub.

All diese Entspannungsmethoden eignen sich zudem hervorragend, um gegen Essgelüste anzukämpfen. Schließlich ist es nicht immer wirklicher Hunger, der uns zum Stück Käse, den Süßigkeiten oder in die Knabberbox greifen lässt. Ein großes Glas Wasser stattdessen, die Ihnen im Moment liebste Meditation und schon können Sie dem Fressanfall vorbeugen. Sollten Sie danach tatsächlich Hunger verspüren, nun gut, dann essen Sie mit Bedacht.

Wenn Sie genügend Zeit haben, darf gerne ein achtsamer Spaziergang die Meditation ersetzen. Genießen Sie die Farben, die Gerüche, jede Blume, jedes Blatt. Es gibt draußen so viel zu entdecken, sei es im Park, der Vorortsiedlung oder auf dem Land. Versuchen Sie dabei, alle Alltagsgedanken zu verbannen. Für diese Überlegungen ist sicher nach Ihrer Rückkehr noch Zeit. Atmen Sie bewusst aus und ein, passen Sie Ihre Schritte der Atmung an. Zuhause können Sie es sich noch bei einer Tasse Tee gemütlich machen, ehe Sie langsam wieder ihr gewohntes Arbeitsprogramm aufnehmen.

Gute und schlechte Gewohnheiten, kleine Tricks

Natürlich müssen Sie etwas verändern, wenn Sie abnehmen wollen. Sie wissen jetzt schon ziemlich genau, welche Gewohnheiten Sie sich abgewöhnen sollten. Gewohnheiten zu verändern oder sie sich abzugewöhnen ist schwer. Den inneren Schweinehund überwinden, so heißt es oft. Die Ursache, warum das so schwerfällt, liegt wieder einmal weit zurück und steckt in den menschlichen Genen.

Die Vorliebe für Gewohnheiten war in der Frühzeit der Menschen eine Strategie zum Überleben. Ähnlich wie die unangenehme Eigenschaft unseres Körpers, lieber Fett zu speichert als zu verbrennen. Gewohntes und Bekanntes bedeutet Sicherheit. Neues und Fremdes könnte gefährlich sein. Ähnlich wie beim Stoffwechsel, muss man hier auf der psychischen Ebene versuchen, sich selbst ein wenig auszutricksen.

Vielleicht möchten Sie sich abgewöhnen, Limonade und Säfte zu trinken und ständig zu naschen? Dafür möchten Sie mehr Gemüse essen, die letzte Mahlzeit früher einnehmen, einige Bewegungsübungen in Ihren Alltag einbauen, häufiger Wasser und Kräutertees trinken sowie zweimal am Tag bewusst atmen?

Ein paar Tricks, mit denen es etwas leichter fällt:

- gute Gewohnheiten zu etablieren ist einfacher als schlechte Gewohnheiten loszuwerden
- nicht zu viel auf einmal vornehmen
- jede Gewohnheit, falls möglich, noch einmal in kleine Schritte aufteilen
- gute Gewohnheiten in bestehende Routinen einbauen (z.B. beim Zähneputzen auf einem Bein stehen)
- so wenig Hürden wie möglich, um gute Gewohnheiten umzusetzen (griffbereit, vorrätig)
- für schlechte Gewohnheiten hohe Hürden schaffen (nicht vorrätig, nicht griffbereit)
- gute Gewohnheiten durch kleine Selbstbelohnungen (unmittelbar danach) verstärken
- Anerkennung und sozialer Druck von außen können verstärkend wirken
- Ernährungsgewohnheiten zu verändern und vollständig zu etablieren, dauert rund drei Jahre

Kalorienzählen und Wiegen

Ob Sie zur Erreichung Ihrer Gewichtsziele Kalorien zählen oder darauf verzichten, ist Ihnen überlassen. Manchen Frauen hilft es, zumindest eine Zeit exakt über den Brennwert und die Zusammensetzung ihrer Nahrung Buch zu führen. So erkennen sie, ob sie trotz Reduktion genügend Eiweiß, Mineralstoffe und Vitamine zu sich nehmen. Andere fühlen sich dadurch gestresst und verlernen komplett, auf ihre eigentlichen Essbedürfnisse und eine natürliche Sättigung zu achten.

Auch eine weitere Gefahr liegt im ständigen Kalorienzählen: Es kann nach einem bewegungsintensiven Tag dazu verführen, die nicht verbrauchten Kalorien mit allzu Nahrhaftem aufzufüllen. Und dies, obwohl man, voll mit positiver Stimmung und Glückshormonen, kein wirkliches Bedürfnis nach Essen hat. Versuchen Sie am besten für sich selber, wie Sie ohne Essenszwang, aber auch ohne Essensstress durch Ihr künftiges Leben kommen.

Ebenso kontraproduktiv kann das ständige Wiegen sein. Zwar fällt im Klimakterium die hormonell bedingte Wassereinlagerung weg. Was erhalten bleibt und sich zumindest gefühlt verstärkt, ist die Reaktion auf bestimmte Speisen. Salziges wie Fertigprodukte, Suppe oder Wurst kann locker einmal infolge am nächsten Tag ein Kilo oder gar zwei auf die Waage bringen.

Diese ganz natürlichen Gewichtsschwankungen fallen jedoch kaum auf - und belasten Sie nicht im doppelten Sinn - wenn Sie sich nur einmal in der Woche, einmal im Monat oder überhaupt nicht mehr wiegen. Schließlich wissen Sie nun, dass die Kleidung ein ebenso hilfreicher Maßstab sein kann.

Ein gutes Gewissen

Sollten Sie einmal - deutlich spürbar - mit oder ohne Anlass über die Stränge geschlagen haben: Streichen Sie diesen Tag! Ein schlechtes Gewissen ist genau das, was Sie nun nicht brauchen. Wenn Sie in sich hineinspüren, stellen Sie womöglich fest, dass Sie am Tag nach dem Grillfest überhaupt keine Lust auf Frühstück haben. Oder Sie lassen mangels Hunger nach dem Stück Torte zum Nachmittagskaffee das Abendessen aus. Und schon ist der Fehltritt wieder ausgeglichen.

Wenn Sie sich dagegen stressen und sich Vorwürfe machen, sind Frust und Frustessen programmiert. Vielleicht haben Sie diese Erfahrung ja schon gemacht. Frei nach dem Schema "Nun ist es eh schon egal!" wird weitergegessen, als ob es kein Morgen gäbe. Wenn Sie bei Partys dem vorbeugen möchten, hilft auch der achtsame Umgang mit Alkohol. Nicht nur, dass dieser sich direkt in Fett umwandelt, nein, er lässt auch das rechte Maß beim Essen schwinden. Und ist es doch passiert: siehe vor!

Kapitel 8: Tabletten zum Abnehmen, Nahrungsergänzungsmittel und Hormone

Tabletten zum Abnehmen

Wenn das so einfach wäre! Morgens und abends eine Tablette geschluckt, die Pfunde purzeln. Die Schlankmacher in Pillenform werden nach wie vor gut umgesetzt und noch immer kommen neue Produkte auf den Markt. Die einen binden Nahrungsfette, sodass ein Teil des Fettes nicht in den Stoffwechsel, sondern direkt zur Ausscheidung gelangt. Sogenannte Fatburner sollen das Fett schneller verbrennen.

Meistens bestehen sie aus pflanzlichen Aminosäuren, die sich mit den Fettsäuren verbinden und in den Muskeln verbrannt werden, so jedenfalls ist der Plan. Auf den Sättigungseffekt setzen Tabletten mit Füllmitteln wie Cellulose und Collagen, teilweise kombiniert mit Proteinen. Nicht zu vergessen das Riesenangebot an Eiweißshakes in allen Geschmacksrichtungen. Es überrascht nicht, dass kein Mittel von der Medizin als wirksam für eine nachhaltige Gewichtsreduzierung bewertet wird.

Lediglich dem Wirkstoff Orlistat sagt man eine fettbindende Wirkung nach, wodurch das Fett nicht in den Stoffwechsel gerät. Von einer Einnahme über längere Zeit ist jedoch abzuraten, weil viele Vitamine auf Fettsäuren angewiesen sind, um im Körper aufgenommen zu werden. Ein Großteil dieser Produkte werden über das Internet vertrieben und kommen aus dem außereuropäischen Ausland. Die Gefahr minderwertige Ware und Fake-Produkte zu erhalten ist groß. Mit qualitativ hochwertigen, kontrollierten Produkten lässt sich die Gewichtsreduzierung vielleicht etwas unterstützen. Aber das hat keinen langfristigen Effekt. Stattdessen droht der Jo-Jo-Effekt, sobald sie abgesetzt werden.

Hormone

Eine Hormonersatztherapie mit Östrogen und Gestagen kann bei starken Wechseljahresbeschwerden Erleichterung bringen. Die Hormone werden als Tablette , über die Haut als Pflaster und Gels verabreicht. Die Tendenz der Verschreibungen ist zum Glück rückläufig, denn die Hormonersatztherapie bringt einige heftige Nebenwirkungen mit sich.

Heute werden Hormone in der Regel nur noch verschrieben, wenn sehr starke, unzumutbare Wechseljahresbeschwerden das Leben schwer machen. Selbst dann werden sie nur über einen kurzen Zeitraum verschrieben. So sollte es jedenfalls sein. Eine Hormonersatztherapie ist auf keinen Fall dafür geeignet, eine steigende Tendenz zum Übergewicht abzumildern.

Nahrungsergänzungsmittel

Ein weiterer Bereich, der besonders auf Frauen in den Wechseljahren abzielt, ist der Markt der Nahrungsergänzungsmittel. Allen voran die Isoflavone, sie gehören zu den Phyto-Östrogenen. Sie ähneln in ihrer Struktur den menschlichen Östrogenen. Als Hauptquellen für diese Nahrungsergänzungsmittel dienen Soja und Rotklee. Doch auch diese Produkte sind inzwischen in Verruf geraten, da die Inhaltsstoffe meistens isoliert und in zu hoher Konzentration vorkommen.

Weder eine nennenswerte positive Wirkung bei Wechseljahresbeschwerden noch eine gesundheitliche Unbedenklichkeit konnten bisher wissenschaftlich nachgewiesen werden. Weitere NEMs, die für Frauen in den Wechseljahren empfohlen werden, enthalten spezielle sekundäre Pflanzenstoffe, Spurenelemente, Vitamine und Fettsäuren. Wie immer bei der Einnahme bestimmter isolierter Pflanzenstoffe: Es ist riskant, einfach irgendwelche Präparate nach Gusto einzunehmen. Die Verarbeitung von Mikronährstoffen im Körper ist viel zu komplex, um ausschließen zu können, dass sie nicht doch mehr schaden als nutzen.

Der Nutzen von Vitaminen und Mineralstoffen ist sehr umstritten. Auf der sicheren Seite sind Sie immer, wenn Sie die originalen Lebensmittel konsumieren.

Darin sind die Mikronährstoffe zwar nicht so hochkonzentriert wie in den Tabletten, bringen dafür aber ein komplexes Umfeld von anderen Stoffen mit, die dem Körper die Aufnahme erleichtern und auf keinen Fall Schaden anrichten (Allergien ausgenommen). Nachfolgend die wichtigsten Nährstoffe für einen gesunden Stoffwechsel, einen guten Schlaf sowie für die Zellinstandhaltung und -erneuerungen. Diese Nährstoffe spielen eine wichtige Rolle bei der Gewichtsreduzierung, speziell für Frauen Ü50. Daher sollten sie auf Ihrem Speiseplan nicht fehlen:

Isoflavonoine

- milde östrogenähnliche Wirkung, Osteoporose Präevention, Hemmung des Wachstums von Tumoren an Brust und Uterus

Sojabohnen (Sojaprodukte), direkt unter der Schale von Obst und Gemüse, Rotklee

Lingane

- milde östrogenähnliche Wirkung, schlaffördernd, antioxidativ, positiver Einfluss auf Blutfettwerte

Leinsamen, Sonnenblumenkerne, Sesam, Erdnüsse, Weizenkleie, Hafer, Buchweizen, Roggen, Möhren, Fenchel, Brokkoli, Äpfel, Kirschen, Pfirsiche, Pflaumen, Birnen, Baldrianwurzel

Vitamin B6

- ist am Zusammenbau von Hormonen und Enzymen beteiligt, damit positiver Einfluss auf das Nervensystem und den Eiweißstoffwechsel - Alle Vitamine der B-Gruppe sind wichtig für einen reibungslosen Stoffwechsel!

Weizenkeime, Vollkorngetreide, Kartoffeln, Hülsenfrüchte, Kohl, Avocado, Apfel, Banane, Lachs, Makrele, Sardine, Hühnerfleisch, Leber, Fleisch

Vitamin C

- Zellschutz, gegen Müdigkeit, Ermüdung, fördert die Eisenaufnahme

Kohlgemüse, Paprika, schwarze Johannisbeeren, Erdbeeren, Hagebutte, Sanddornbeere, Acerolakirsche, Zitrusfrüchte

Vitamin D

- für den Knochenstoffwechsel, Muskelkraft, Mangel bremst Fettverbrennung und fördert Hungergefühle

Sonnenlicht; Aal, Makrele, Kabeljau, Lachs, Hering, Leber, Innereien, Eier, Steinpilze, Shiitake Pilze, Haferflocken, Süßkartoffeln, Avocado

Biotin

- fördert den Stoffwechsel aller drei Nährstoffe, das Nagel- und Haarwachstum

Eigelb, Hefe, Haferflocken, Tomaten, Möhren, Walnüsse, Erdnüsse, ungeschälter Reis, Milchprodukte, Rinderleber

Carotinoide

- Positive Auswirkungen auf den Zellschutz, das Immunsystem, auf Augen und Haut

Möhren, Aprikosen, Honigmelone, Kürbis, Mango, Süßkartoffeln, Fenchel, Rukola, Petersilie, Spinat, Grünkohl, Feldsalat, Tomaten

Magnesium

- wirkt beim Stoffwechsel mit, bremst die Insulinausschüttung, fördert die Fettverbrennung

Kürbiskerne, Sonnenblumenkerne, Mandeln, Bananen, Himbeeren, Vollkornprodukte, Hülsenfrüchte

Omega-3-Fettsäuren

- beschleunigen den Stoffwechsel, Energie für die Zellen

Hering, Lachs, Makrele, Thunfisch, Fischöl, Leinöl, Leinsamen, Chiasamen, Rapsöl, Walnüsse, Mandeln, Wakame

Eisen

- Energie für den Stoffwechsel, bei Mangel Antriebslosigkeit, Müdigkeit

Haferflocken, Sesam, Kürbiskerne, Pistazien, Hülsenfrüchte

Zink

- fördert den Fett- und Kohlehydratabbau, senkt den Insulinspiegel

Weizenkeime, Leinsamen, Kürbiskerne, Pekannüsse, Mohn, entöltes Kakaopulver, Haferflocken, Linsen, Edamer Käse, Garnelen, Austern

Calcium

- trägt zu einem normalen Energiestoffwechsel, zu einer normalen Muskelfunktion und zu einer normalen Funktion von Verdauungsenzymen bei, wichtiger Gegenspieler von Magnesium

Hartkäse, Milch, Nüsse, Mineralwasser, Kohlarten, Spinat,

Fenchel, Lauch

Jod

- Trägt zu einem normalen Energiestoffwechsel, zur normalen Funktion des Nervensystems und zur normalen Funktion der Produktion von Schilddrüsenhormonen sowie der Schilddrüse selbst bei

Meeresfische, Schalentiere, Milch und Milchprodukte, Eier, Champignons, Brokkoli, Feldsalat

Kupfer

- Trägt zur Erhaltung von normalem Bindegewebe, normalem Energiestoffwechsel und zum normalen Eisentransport im Körper bei, ferner hilft es, die Zellen vor oxidativem Stress zu schützen

Nüsse, Hülsenfrüchte, Vollkorngetreide, Meeresfische und Meeresfrüchte, Avocados, Preiselbeeren

Mangan

- Trägt zu einem normalen Energiestoffwechsel und zu einer normalen Bindegewebsbildung bei, es hilft außerdem, die Zellen vor oxydativem Stress zu schützen.

Vollkorngetreide, Reis, Hülsenfrüchte, Nüsse, grünes Blattgemüse, Früchte

Riboflavin (Vitamin B2)

- Trägt zur normalen Funktion des Nervensystems bei, ebenso zur Verringerung von Ermüdung und Müdigkeit und wirkt unterstützend mit, Zellen vor oxydativem Stress zu schützen

Milch und Milchprodukte, Fisch und Fleisch, Vollkorngetreide, Kohlarten, Hefe

Selen

- Trägt dazu bei, die Zellen vor oxydativem Stress zu schützen und ebenso zu einer normalen Funktion der Schilddrüse

Paranüsse, Kohlarten und Zwiebeln, Pilze, Spargel und Hülsenfrüchte
Vitamin B12

- Trägt zu einem normalen Energiestoffwechsel und zur Funktion des Nervensystems bei, hilft, Müdigkeit und Ermüdung zu verringern. Essenzielle Nahrungsergänzung bei veganer Ernährung

Rinderleber, Rindfleisch, Meeresfische und Meeresfrüchte, Hartkäse, Ei

Wenn kein ernsthafter Mangel vorliegt, bleiben Sie bei den natürlichen Varianten zur Erreichung Ihrer Ziele. Das ist nebenwirkungsfrei und schont den Geldbeutel. Eine abwechslungsreiche Ernährung deckt fast alle erwähnten Mikronährstoffe ab.

Wenn Sie etwas mehr tun wollen, sollten Sie auf jeden Fall eine kulinarische Freundschaft mit Haferflocken, Hülsenfrüchten, Kohlgemüse, Nüssen und Samen eingehen. Sie waren fast bei jeder Aufzählung dabei. So sind Sie bei fast allen Vitaminen, Mineralstoffen und Spurenelementen gut im Rennen.

Schluss

Unsere Jahrtausende alten Gene machen es uns nicht gerade leicht abzunehmen. Hinzu kommt ein hochkomplexes biochemisches System, welches sich in den Wechseljahren und mit dem Älterwerden noch einmal andere Prioritäten setzt. Jetzt haben Sie erfahren, es gibt ein Leben jenseits von Jo-Jo-Effekt und Diät-Frust. Sie haben für sich hoffentlich genügend Komponenten herausgezogen, mit denen Sie überflüssige Kilos verlieren werden, und zwar für immer.

Starten Sie fantasievoll in ein bewegtes Leben, auch als Sportmuffel! Freuen Sie sich auf Ihre abwechslungsreichen köstlichen Mahlzeiten und gewöhnen Sie sich dafür das ständige Snacken, Naschen und Zwischendurchessen ab! Machen Sie sich klar, warum und wie viel Sie abnehmen wollen. Vergleichen Sie sich dabei nicht mit anderen, Sie sind einzigartig! Bleiben Sie realistisch und bei sich selbst, dann kommt keine schlechte Laune auf.

Eine positive Einstellung ist eine gute Basis, um mit Stresssituationen besser umgehen zu können. Der Einfluss vom Östrogenmangel auf das Gewicht ist wissenschaftlich nicht geklärt. Dafür bleiben noch genügend andere Hormone übrig, die das Gewicht beeinflussen. Sie wissen ja jetzt, wo Sie am besten ansetzen!

Danksagung

Ohne Sie als zufriedene Leserin wäre mein Autorenleben nicht vollständig. Deshalb sage ich Ihnen an dieser Stelle von Herzen Danke für Ihr Vertrauen und dafür, dass Sie sich für den Kauf dieses Ratgebers entschieden haben. Ich hoffe sehr, dass Sie dieser Ratgeber - ebenso wie meine anderen - unterstützt und Ihnen wertvolle Impulse für die Wechseljahre und die Zeit danach schenkt.

Ebenso möchte ich mich bei meinen Wegbegleitern bedanken, die mir Wissen vermittelt und mein Leben positiv bereichert haben. Diese Erfahrungen gebe ich nun gerne an meine Leser und Leserinnen weiter, damit auch sie anspruchsvolle Etappen im Leben leichter absolvieren. Ich freue mich immer, wenn ich anderen helfen kann.

Vielen Dank

Eva Krupp

Quellen und weiterführende Literatur

zu Kapitel 1
"Hormone und Hormonsystem - Lehrbuch der Endokrinologie" von Bernhard Kleine; Winfried Rossmanith, ISBN: 9783662585016, Springer
https://www.ncbi.nlm.nih.gov/pmc/articles/PMC1356251/
https://www.dge.de/ernaehrungspraxis/diaeten-fasten/hcg/?L=0
https://diabetesstrong.com/diabetes-stress/
https://www.deutsche-apotheker-zeitung.de/daz-az/2015/daz-40-2015/der-leptinresistenz-auf-der-spur

zu Kapitel 2
"Taschenatlas Ernährung" Hans K. Biesalski, Peter Grimm, Susanne Nowitzki-Grimm, 8. Aufl., Thieme, Stuttgart
Wechseljahre / Klimakterium » Körper & Sexualität » Frauenärzte im Netz - Ihr Portal für Frauengesundheit und Frauenheilkunde » (frauenaerzte-im-netz.de)

zu Kapitel 3
Infos und Literatur zum Intervallfasten auf den Seiten der DGE (link: https://www.dge.de/ernaehrungspraxis/diaeten-fasten/intervallfasten/?L=0)

zu Kapitel 4
Low Carb Infos Verbraucherzentrale Hessen (Link: https://www.verbraucherzentrale-hessen.de/lebensmittel/schlankheitsmittel-und-diaeten/low-carb-sinnvoll-oder-ueberfluessig-28678
Low Carb Infos Barmer (Link: https://www.barmer.de/gesundheit-verstehen/ernaehrungsgesundheit/unter-der-lupe-die-low-carb-

ernaehrung-95784#:~:text=Laut%20DGE%20werden%20dem%20
K%C3%B6rper,wie%20koronare%20Herzkrankheit%20und%20Gicht)

zu Kapitel 5
- Studie, Erfolg von Diäten und Ernährungsumstellungen in Deutschland (Link: https://de.statista.com/statistik/daten/studie/468317/umfrage/erfolg-von-diaeten-und-ernaehrungsumstellungen-in-deutschland/)
- Umfrage, Verbreitung von Diäten nach Geschlecht (Link https://de.statista.com/statistik/daten/studie/468300/umfrage/verbreitung-von-diaeten-nach-geschlecht/)
- Studie, Diät zur Gewichtsabnahme in den letzten 2 Jahren (Link https://de.statista.com/statistik/daten/studie/1658/umfrage/diaet-zur-gewichtsabnahme-in-den-letzten-2-jahren/)
- Umfrage, ... Prozent der Deutschen haben schon mal eine Diät gemacht (https://www.marktforschung.de/aktuelles/marktforschung/umfrage-von-konzept-analyse-66-prozent-der-deutschen-haben-schonmal-eine-diaet-gemacht/)
- Studie, Wer dick ist bleibt es meist (https://www.scinexx.de/news/medizin/wer-dick-ist-bleibt-es-meist/)
- Studie, No chance for recofering normal body weight (https://www.kcl.ac.uk/archive/news/kings/newsrecords/2015/july/lowchanceofrecoveringnormalbodyweight)
"Darm mit Charme" von Giulia Enders ISBN 978-3-550-08184-2 Ullstein Buchverlage
Weiterführende Informationen zum Mikrobiom (Link https://www.aerzteblatt.de/archiv/186107/Mikrobiom-und-intestinale-Gesundheit-Eine-hohe-Diversitaet-von-Darmbakterien-ist-guenstig)

zu Kapitel 6
- Studie, Insufficient Sleep Undermines Dietary Efforts to Reduce Adiposity (link
https://www.acpjournals.org/doi/10.7326/0003-4819-153-7-201010050-00006?aimhp=&)

"Die Kraft der Atemtechnik" Atemübungen für mehr Fitness, Gesundheit und Entspannung
von Lutz Schneider ISBN 978-3-96897-539-9 Expertengruppe Verlag
"Richtig gut atmen" Die Kraft des Atems für mehr Energie und Ruhe
von Aimee Hartley ISBN 978-3-96584-064-5 ZS Verlag GmbH
https://www.fitforfun.de/abnehmen/intuitives-essen-das-bringt-essen-nach-gefuehl-219963.html
https://www.aerztezeitung.de/Medizin/LED-Licht-raubt-den-Schlaf-237937.html

zu Kapitel 7
"Die mentale Einstellung" Thomas Wörz, EAN 9783902480934, Egoth Verlag
- Informationen zur Stressforschung (https://www.barmer.de/gesundheit-verstehen/psychische-erkrankungen/geschichte-stressforschung-245286)
https://www.tk.de/resource/blob/2026630/9154e4c71766c410dc859916aa798217/tk-stressstudie-2016-data.pdf

Zu Kap. 8
https://www.bmel.de/DE/themen/ernaehrung/lebensmittel-kennzeichnung/pflichtangaben/naehrwertinformationen-health-claims.html

1. Auflage 2021

Kontakt Muhammed Ali Gürbüz/Fabrikstr. 4/ 79787 Lauchringen
Covergestaltung: 99designs.com
Coverfoto: Depositphotos.com/Shutterstock.com

Printed in Germany
by Amazon Distribution
GmbH, Leipzig

27285787R00093